Lhaki Doma Bhutia
Y. Damodar Singh

Doenças virais comuns das aves de capoeira em Mizoram: Um estudo patológico

Lhaki Doma Bhutia
Y. Damodar Singh

Doenças virais comuns das aves de capoeira em Mizoram: Um estudo patológico

ScienciaScripts

Imprint

Any brand names and product names mentioned in this book are subject to trademark, brand or patent protection and are trademarks or registered trademarks of their respective holders. The use of brand names, product names, common names, trade names, product descriptions etc. even without a particular marking in this work is in no way to be construed to mean that such names may be regarded as unrestricted in respect of trademark and brand protection legislation and could thus be used by anyone.

Cover image: www.ingimage.com

This book is a translation from the original published under ISBN 978-3-330-32961-4.

Publisher:
Sciencia Scripts
is a trademark of
Dodo Books Indian Ocean Ltd. and OmniScriptum S.R.L publishing group

120 High Road, East Finchley, London, N2 9ED, United Kingdom
Str. Armeneasca 28/1, office 1, Chisinau MD-2012, Republic of Moldova, Europe
Printed at: see last page
ISBN: 978-620-7-56026-4

Copyright © Lhaki Doma Bhutia, Y. Damodar Singh
Copyright © 2024 Dodo Books Indian Ocean Ltd. and OmniScriptum S.R.L publishing group

DOENÇAS VIRAIS COMUNS DAS AVES DE CAPOEIRA EM MIZORAM

Um estudo patológico

Lhaki Doma Bhutia

Y. Damodar Singh

ÍNDICE

INTRODUÇÃO

As aves de capoeira continuam a ser um dos segmentos de crescimento mais rápido da agricultura/pecuária na Índia. De acordo com o recenseamento da pecuária de 2007, o número de aves de capoeira na Índia ascendia a 648,8 milhões. A Índia é o terceiro maior produtor de ovos e o quinto maior produtor de carne de aves de capoeira do mundo. O número total de galinhas registou uma taxa de crescimento anual de 7,3% nos últimos dez anos (Anonymous, 2014).

O sector avícola está constantemente ameaçado por várias doenças, como a gripe aviária, a doença bursal infecciosa, a doença de Newcastle (DN), a doença respiratória crónica (DRC), a salmonelose, a varíola aviária, a coccidiose e outras. A doença de Newcastle é a mais perigosa em termos de incidência e de número de mortes. Só em 2009-10, a Índia registou 412 surtos de ND, 122 surtos de varíola aviária, 222 surtos de CRD e 348 surtos de coccidiose, resultando em perdas económicas significativas devido à mortalidade, à baixa produção e aos custos associados ao seu controlo (Sharma, 2011). Destas, as doenças virais são particularmente preocupantes porque se adaptam mais rapidamente ao ambiente, causam infecções subclínicas persistentes nos bandos e, mais importante, têm efeitos imunossupressores que tornam as aves vulneráveis a infecções bacterianas e micoplasmáticas secundárias (Lukert e Saif, 1991).

A gripe aviária tornou-se uma das maiores ameaças para o sector avícola. Os surtos de GAAP na Ásia em 2003 e 2004 destruíram mais de 150 milhões de aves de capoeira. O comércio nacional, regional e internacional de aves de capoeira foi gravemente afetado. As perdas cumulativas devidas aos riscos directos para a saúde das aves, ao impacto negativo global na pecuária e à redução do turismo ascendem a milhares de milhões de dólares em perdas económicas, mesmo sem ter em conta a incidência da gripe aviária nos seres humanos (OIE, 2005).

O Nordeste da Índia é famoso pelas suas diferentes raças de galinhas e patos criados pelos agricultores em sistemas agrícolas tradicionais. A população total de aves de capoeira na região de North Eastern Hills (NEH) é de cerca de 36,46 milhões, dos quais 27,79 milhões são galinhas e 8,67 milhões são patos (Kadirvel, 2012). No entanto, o crescimento da indústria avícola nos NER da Índia manteve-se mais ou menos estático na última década. A parte dos NER no total das aves de capoeira na Índia diminuiu de 9,28% em 1992 para 7,35% em 2003 (Anonymous, 1992 & 2003). Este facto indica provavelmente um abrandamento do crescimento do sector avícola nas regiões do nordeste da Índia. Um dos principais obstáculos ao crescimento do sector avícola no NER é a elevada morbilidade e mortalidade causadas por surtos de doenças infecciosas. Foram notificados surtos da doença de Ranikhet (Lalrintluanga e Baruah, 1993) e da doença infecciosa de Bursa (Sami e Baruah, 1997) em Assam, enquanto Dutta *et al* (2007) registaram a ocorrência da doença infecciosa de Bursa em Meghalaya. Também foram registados surtos de GAAP H5N1 em Estados do nordeste, como Manipur em 2007, Tripura, Assam, Sikkim e os distritos de South Dinajpur e Birbhum em Bengala Ocidental em 2008 (Bhatia, 2010). Em 2007, o surto de gripe aviária em Manipur provocou uma perda de 14% do valor total do efetivo pecuário em todo o Estado. Mais de 3 lakh aves foram abatidas e 24 toneladas de alimentos para aves de capoeira foram destruídas após o surto (Kumar *et al.*, 2008).

A indústria avícola fez progressos notáveis em Mizoram nas últimas décadas, evoluindo de uma atividade de quintal para uma indústria comercial considerável e altamente desenvolvida. O número total de aves de capoeira no Mizoram foi estimado em 12 34 150 cabeças (Anónimo, 2010). No entanto, nos últimos anos, observou-se uma tendência negativa de crescimento. A produção total de ovos no Mizoram foi de 411 lakh em 2008-09 e desceu para 371 lakh em 2009-10 (Anónimo, 2010). Uma das principais razões para esta situação é a ocorrência frequente de doenças nas explorações avícolas, que causam perdas económicas significativas aos avicultores. Foram registados em Mizoram surtos de certas doenças virais, como a síndrome da hepatite hidropericárdica e a doença de Marek (Rajkhowa, 2002 e 2005), bem como a doença infecciosa da Bursa (Rajkhowa e Deka, 2012).

O sistema sanitário das aves de capoeira em Mizoram sofre de condições geográficas difíceis, o que resulta numa acessibilidade limitada, em ligações mais fracas e num sistema sanitário deficiente. Nas zonas rurais, o diagnóstico das doenças das aves de capoeira baseia-se geralmente em exames clínicos e post-mortem. Muitas vezes, a causa do surto de doenças que causam perdas significativas aos avicultores não é identificada. Medidas inadequadas de controlo das doenças por parte das partes interessadas e uma gestão ineficaz tornaram a avicultura um negócio arriscado. Um sistema de notificação inadequado e a falta de instalações de vigilância em massa contam-se também entre os principais obstáculos à produção de dados sobre o estatuto exato das doenças e as perdas económicas. Além disso, Mizoram faz fronteira com Myanmar e Bangladesh e é também conhecido pelas suas aves selvagens, o que torna mais provável a ocorrência de surtos de doenças nesta região. No entanto, até à data, não foi efectuado qualquer estudo pormenorizado das doenças aviárias nesta região. Consequentemente, a epidemiologia, a patogénese e a patologia das doenças aviárias nesta região não são totalmente conhecidas.

Tendo em conta as informações acima referidas, este estudo foi planeado com os seguintes objectivos

1) Inquérito sobre a prevalência de doenças virais em aves de capoeira em Mizoram.

2) Estudo da patologia das doenças virais das aves de capoeira prevalecentes em Mizoram.

3) Diagnóstico de doenças virais das aves de capoeira em Mizoram utilizando técnicas laboratoriais normalizadas.

MATERIAIS E MÉTODOS

Recolha de dados :

Foram recolhidos dados epidemiológicos relativos a doenças virais em aves de capoeira de março de 2013 a fevereiro de 2014 em explorações avícolas organizadas e não organizadas em Mizoram. Foram obtidas informações pormenorizadas das explorações em causa, tais como o número total de aves numa exploração, o número de aves doentes, o número de aves mortas, a idade das aves doentes, o mês de início da doença, surtos anteriores de doenças virais e o estado de vacinação.

Recolha de amostras :

As aves mortas/falecidas foram recolhidas para uma necropsia adequada. Foram colhidas amostras representativas de tecidos (coração, fígado, baço, pulmões, rins, bursa, traqueia, estômago, amígdalas cecais, etc.) com lesões típicas para exame histopatológico e análise laboratorial.

MATERIAIS

1. Equipamento :

Para a realização deste trabalho, foram utilizados os seguintes equipamentos principais

- Faca automática Shappner (tipo A-T)
- -20°C Congelador (Haier)
- ultra-congelador a -80°C (Thermo Scientific)
- Placa de microtitulação de 96 poços para hemaglutinação
- Balanças electrónicas (Sartorius)
- Centrifugadora refrigerada de alta velocidade (modelo 5804 R, Eppendorf)
- Micropipetas (Eppendorf e Tarsons)
- Parafina em banho-maria
- Micrótomo rotativo semi-automático (MRS 3500, Histoline Laboratories)
- Mesa aquecida com corrediça
- Microscópio trinocular de investigação (Olympus)

- Banho-maria (WB2800, Histoline Laboratories)

2. artigos de vidro e de plástico :

Artigos de vidro (Borosil, Índia), artigos de plástico (Tarsons, Axygen), parafilme (Hi-Media) e luvas de nitrilo violeta sem pó (Kimberly-Clark) são alguns dos principais artigos de laboratório utilizados neste estudo.

3. Produtos químicos/reagentes :

Neste estudo foram utilizados os seguintes produtos químicos/reagentes:

- Agarose LEE (Genei, Índia)
- A solução Alsever
- Suporte DPX para microscopia (Merck)
- Sal de sódio da eosina Y (Amresco)
- Etanol (Amresco)
- Solução de formaldeído (Fisher Scientific)
- Coloração com hematoxilina (Himedia)
- Solução salina normal (NSS)
- Solução tampão de fosfato (PBS) ph-7.2
- Xileno (Blulux)

4. Reagentes de referência :

- Soro hiperimune contra o vírus da nova doença, a doença infecciosa de Bursen e a doença de Marek (obtido no Department of Veterinary Microbiology, C.V.Sc & A.H, CAU, Selesih, Aizawl)
- Vacina HVT Fc-126 estirpe MD (Venkateshwara Hatcheries PVT Ltd)
- Vacina contra a IBD, viva, estirpe intermédia (Venkateshwara Hatcheries PVT Ltd)
- Vacina ND, viva, estirpe Lentogenic (La Sota) (Venkateshwara Hatcheries PVT Ltd)

MÉTODOS

1. Estudos epidemiológicos :

As explorações avícolas organizadas e não organizadas em Mizoram foram visitadas regularmente e a morbilidade, a mortalidade e a idade de aparecimento das várias doenças foram registadas. Para avaliar as variações relacionadas com a idade na ocorrência de doenças, as aves foram divididas em grupos de 1 a 3, 3 a 6, 6 a 9, 9 a 12 e mais de 12 semanas de idade. Para estudar as variações sazonais, o ano inteiro foi dividido nas três estações habituais: verão (março-junho), estação das chuvas (julho-outubro) e inverno (novembro-fevereiro).

2. Registo dos sinais clínicos :

Em caso de mortalidade ou de surto de doença no bando de aves de capoeira, os sinais clínicos apresentados por cada ave durante a evolução da doença foram registados em pormenor num documento correspondente à descrição dada pelo proprietário ou pelo responsável da exploração avícola em causa. Além disso, algumas aves doentes ou moribundas foram mantidas sob observação atenta até à morte, com alimentação e água *ad libitum, a* fim de registar os sinais clínicos pormenorizados, bem como outras anomalias.

3. Exame anatomopatológico sumário :

Todas as aves mortas foram submetidas a um exame post-mortem exaustivo. Durante a necropsia, foram observadas e cuidadosamente registadas as alterações grosseiras dos tecidos. As amostras representativas de tecido (coração, fígado, baço, pulmões, rins, bursa, traqueia, estômago, amígdala cecal, cérebro, folículos de penas, etc.) que apresentavam lesões foram cuidadosamente recolhidas em gelo e numa solução de formaldeído a 10%. As amostras de tecido viável foram recolhidas assepticamente em sacos estéreis de polipropileno com fecho de correr e armazenadas a -80°C para análise posterior.

4. Exame histopatológico :

O tecido fixado em formalina (2-3 mm de espessura) foi removido, lavado durante a noite em água corrente da torneira, depois desidratado em graus crescentes de álcool, começando com 50%, 70%, 90% e álcool absoluto I, álcool II, álcool III e, finalmente, purificado em xileno. Estes pedaços de tecido desidratados foram depois embebidos em parafina derretida. As secções foram cortadas com uma espessura de 4-5 g utilizando um micrótomo rotativo semi-automático (MRS 3500, Histoline Laboratories) e coradas com hematoxilina e eosina de Mayer (Bancroft e Stevens,

1980). As lâminas coradas foram examinadas num microscópio trinocular de investigação (Olympus) e as imagens ampliadas das estruturas dos tecidos foram registadas para estudo posterior.

5. Diagnóstico:

O diagnóstico das várias doenças tem-se baseado principalmente nos sintomas clínicos e nas alterações grosseiras e microscópicas características dos tecidos. No entanto, para detetar antigénios virais em doenças como a doença infecciosa da bursa (IBD), a doença de Newcastle (ND) e a doença de Marek (MD), têm sido utilizadas técnicas laboratoriais comuns, como a hemaglutinação (HA), a inibição da hemaglutinação (HI) e o teste de precipitação em gel de ágar (AGPT).

Prova de precipitação em gel de ágar (AGPT) :

O teste de precipitação em ágar foi realizado para detetar o vírus da doença infeciosa de Bursen (IBDV) e o vírus da doença de Marek (MDV) em amostras post mortem. O teste foi efectuado de acordo com o procedimento descrito no Manual do OIE (2012), com modificações. As amostras de tecido foram processadas e o vírus foi colhido antes da deteção por AGPT.

Amostragem de tecidos :

Foram preparadas suspensões de 10% de material de tecido/órgão em solução salina tamponada com fosfato (PBS), pH 7,4, por trituração com areia estéril num pilão. A suspensão foi centrifugada a 3000 rpm durante 10 minutos numa centrifugadora refrigerada. O sobrenadante foi recuperado e armazenado a -20°C para utilização futura.

O teste em si :

A agarose a 1% foi preparada dissolvendo 1 g de agarose em pó em 100 ml de água destilada com 8 g de cloreto de sódio e aquecendo com vapor até a agarose se dissolver. Preparou-se agarose a 0,5% para pré-revestir as lâminas. As lâminas foram mergulhadas na solução de agarose a 0,5%, retiradas e deixadas arrefecer. Verter 8 a 10 ml de gel de agarose a 1% derretido para um suporte de lâminas (25 mm x 25 mm) e deixar arrefecer. Os poços foram cortados com um poço central e 4 poços periféricos a 6 mm do poço central. Foram adicionados 30 ці de antissoro ao poço central e o antigénio (ЗОці) obtido a partir do tecido foi adicionado aos poços periféricos utilizando uma micropipeta. Um poço foi mantido como controlo positivo de antigénio, no qual foi introduzido o antigénio da vacina. Para normalizar o ensaio, foram utilizadas suspensões de bursas de aves saudáveis no caso da IBD e de folículos de penas no caso da MD como controlos de tecidos negativos. As lâminas foram incubadas a 37°C numa câmara húmida durante um máximo de 48 horas. As placas foram examinadas contra um fundo escuro utilizando uma fonte de luz oblíqua para detetar a presença de uma reação de precipitação positiva.

Teste de hemaglutinação (HA) :

O teste de hemaglutinação foi efectuado para detetar o vírus da doença de Newcastle em amostras de tecido, utilizando o método descrito no manual do OIE (2012), com modificações. As amostras de tecido específicas foram processadas da mesma forma que a descrita supra (3.4.4.1.1). O teste foi normalizado utilizando o vírus da vacina (vírus da doença de Newcastle, vivo, lentogénico, estirpe LaSota) como controlo positivo.

O ensaio foi efectuado numa placa de hemaglutinação de 96 poços. Foi preparada uma diluição em série dupla (25ц1) da suspensão a 10% do tecido/órgão suspeito em solução salina isotónica tamponada com fosfato (PBS) (0,01M), pH 7-7,2. Foi adicionada uma solução de hemácias de galinha a 1% (25ц !) a todos os poços de teste e a placa foi agitada suavemente. A placa foi incubada à temperatura ambiente durante 30 minutos sem ser perturbada. Observou-se hemaglutinação visível após 30 minutos de incubação. Foram deixados três poços como poços de hemácias, aos quais foram adicionados 25ц1 de PBS isotónico e 25ц1 de suspensão de hemácias a 1%. Para o controlo viral, três poços foram preenchidos com 25ц1 de vírus positivo (vírus da vaccinia) e 25ц1 de suspensão de hemácias a 1%.

Teste de inibição da hemaglutinação (HI) :

A prova de inibição da hemaglutinação (procedimento в) foi utilizada como prova de neutralização para confirmar a presença do vírus da ND, utilizando um antissoro específico contra o vírus da ND. Um soro hiperimune positivo para o vírus da vacina contra a doença de Newcastle foi utilizado como soro padrão positivo para neutralizar o material viral obtido a partir de amostras post mortem. O soro foi decomposto antes de ser armazenado. Uma diluição dupla do soro positivo anti-VDN foi diluída em PBS isotónico (0,01M), pH 7-7,2, numa placa de hemaglutinação. Quatro unidades hemaglutinantes virais (UH) de cada amostra positiva do teste de hemaglutinação foram MISTURADAS com todas as diluições de soro no mesmo volume (25 LI). A placa foi incubada durante 30 minutos à temperatura ambiente. Adicionou-se 1% de suspensão de eritrócitos de galinha recentemente preparada a todos os alvéolos (25 g). Os alvéolos de controlo do vírus, dos eritrócitos e do soro foram mantidos para avaliação dos resultados. A placa foi incubada durante 30 minutos à temperatura ambiente e foram observados os resultados da inibição da hemaglutinação.

RESULTADOS

Entre março de 2013 e fevereiro de 2014, foram examinadas 476 carcaças de aves de capoeira. Destas, foram diagnosticadas doenças virais em 208 casos (43,69%). Neste inquérito, foram detectadas as seguintes doenças virais: doença infecciosa da Bursa (15,13%), doença de Newcastle (8,40%), doença de Marek (7,14%), leucose linfocítica (5,88%), síndrome da hepatite hidropericárdica (5,04%) e laringotraqueíte infecciosa (2,10%). A maioria dos casos ocorreu no grupo etário das 3 a 6 semanas (40,38%), seguido dos grupos etários das 6 a 9 semanas (28,84%), mais de 12 semanas (17,30%), 1 a 3 semanas e 9 a 12 semanas (6,73%) nas aves de capoeira. O nome da doença viral, o número total de casos estudados, a idade das aves, o número de casos confirmados e a percentagem de incidência proporcional durante o período de estudo são apresentados no Quadro 1.

Um estudo da influência das estações do ano na incidência de doenças virais revelou que a incidência era mais elevada durante o inverno, seguida do verão e das estações das chuvas, como mostra o quadro 2.

Os resultados pormenorizados da epidemiologia, da história clínica, das alterações macroscópicas e microscópicas e dos testes laboratoriais das doenças virais aviárias diagnosticadas no âmbito do presente inquérito são descritos a seguir:

1. Doença infecciosa da bursa (IBD)

Epidemiologia :

A maioria dos casos de IBD (69,44%) ocorreu em aves com 3-6 semanas de idade, seguidas por aves com 1-3 e 6-9 semanas de idade (13,88%). A doença ocorreu ao longo de todo o ano, com a maior incidência observada durante a estação do inverno, seguida das estações do verão e das chuvas. A morbilidade variou de 3,5 a 5,4%, enquanto a mortalidade variou de 38,5 a 52,6% durante o período de estudo.

Quadro 1: Prevalência total de doenças virais aviárias em Mizoram: distribuição etária e incidência proporcional.

Nome da	Número de	Número de	Idade das aves (semanas)			Número de	Incidência

doença	carcaças examinadas	casos suspeitos	1-3	3-6	6-9	9-12	>12	casos confirmados	proporcional %.
DII		98	10 (13.88%)	50 (69.44%)	10 (13.88%)	2 (2.77%)	-	72	15.13
ND		57	4 (10.00%)	10 (25.00%)	14 (35.00%)	4 (10.00%)	8 (20.00%)	40	8.40
MD	476	49	-	-	28 (82.35%)	6 (17.64%)	-	34	7.14
LL		40	-	-	-	-	28 (100.00%)	28	5.88
HHS		35	-	20 (83.33%)	4 (16.66%)	-	-	24	5.04
ILT		18	-	4 (40.00%)	4 (40.00%)	2 (20.00%)	-	10	2.10
Total	**476**	**297**	**14 (6.73%)**	**84 (40.38%)**	**60 (28.84%)**	**14 (6.73%)**	**36 (17.30%)**	**208**	**43.69**

Quadro 2: Prevalência total de doenças virais aviárias em Mizoram: distribuição sazonal e incidência proporcional.

Nome da doença	verão (março-junho)	Chuvoso (julho-outubro)	inverno (Nov-Fev)	Número de casos confirmados
Doença Infecciosa Bursal (IBD)	22 (30.55%)	20 (27.77%)	30 (41.66%)	72 (15.13%)
Doença de Newcastle (ND)	4 (10.00%)	10 (25.00%)	26 (65.00%)	40 (8.40%)
Doença de Marek (MD)	8 (23.52%)	8 (23.52%)	18 (52.94%)	34 (7.14%)
Leucemia linfocítica (LL)	10 (35.71%)	6 (21.42%)	12 (42.85%)	28 (5.88%)
Síndrome de hepatite hidropericárdica (SHH)	12 (50.00%)	7 (29.16%)	5 (20.83%)	24 (5.04%)
Laringotraqueíte infecciosa (ILT)	-	-	10 (100.00%)	10 (2.10%)
Total	**56**	**51**	**101**	**208**

Resultados clínicos :

Os sintomas clínicos observados no presente estudo foram languidez, depressão, anorexia, plumagem eriçada (Figura 1) e diarreia branco-amarelada ou amarelo-esverdeada. A maioria das aves estava imóvel e a debicar os seus orifícios, e as penas periclacais estavam manchadas com uratos.

Resumo das conclusões :

Na necropsia, algumas aves apresentaram uma descoloração escura dos músculos da coxa e do peito com hemorragias frequentes (Figuras 2, 3 e 4). Foram observadas lesões patológicas grosseiras nas bursas (bursa de Fabricius) de quase todas as aves com IBD. Na maior parte dos casos, as bursas estavam aumentadas e inchadas, com uma acumulação de exsudados espessos, viscosos e cremosos (Figuras 5, 7 e 8), enquanto nalguns casos apareciam exsudados gelatinosos à volta das bursas (Figura 6) e hemorragias bursais com coágulos sanguíneos (Figura 9). Na maioria dos casos, os rins estavam aumentados, obstruídos e inchados com túbulos salientes (Fig. 10). A obstrução e o aumento do fígado também foram observados em alguns casos (Fig. 11); no entanto, estes achados não eram uniformes. O baço estava, na maioria dos casos, aumentado de tamanho, mosqueado e, muito frequentemente, apresentava pequenos focos acinzentados distribuídos uniformemente pela superfície (Fig. 12). A maioria das aves apresentava congestão e hemorragia da mucosa do proventrículo, enquanto em alguns casos se observavam congestão e hemorragia na junção entre o proventrículo e o músculo gástrico. Em algumas aves, as amígdalas cecais apresentavam lesões hemorrágicas. O timo estava inflamado na maioria dos casos.

Achados histopatológicos :

O exame microscópico das bursas de Fabricius mostrou uma depleção linfoide completa nos folículos, resultando na formação de quistos cheios de detritos necróticos, heterófilos e hemorragias difusas (figs. 13 e 14). A hemorragia foi maior nos tecidos interfoliculares (Fig. 15). Nalguns casos, havia também edema com forte infiltração heterofílica e linfocítica no tecido conjuntivo interfolicular (fig. 16). Na maioria dos casos, o baço apresentava depleção de linfócitos, congestão e áreas de hemorragia focal ou difusa (fig. 17). As secções renais mostraram degeneração do epitélio tubular e congestão do interstício (fig. 18). As secções do fígado mostraram congestão, degeneração dos hepatócitos e acumulação linfoide nas áreas portais. A depleção linfoide também foi observada nas amígdalas cecais.

Prova de precipitação em gel de ágar (AGPT) :

A AGPT foi realizada no homogenato de bolsas contendo soro hiperimunizado de IBDV. Das 98 amostras testadas, 72 amostras (73,46%) foram positivas para o antigénio do IBDV. A reação de precipitação foi observada durante 36 a 48 horas de incubação e era idêntica à reação causada pelo antigénio de referência do IBDV (Figura 19). Esta reação de precipitação não foi observada com a amostra negativa bem conhecida de bursa serosa.

Uma ave com IBD apresenta uma plumagem baça, deprimida e com cerdas.
Ave com IBD com descoloração escura dos músculos das coxas e do peito.
Fig.3: Ave que sofre de IBD com hemorragia dos músculos da coxa.
Figura 4: Ave com DII e hemorragia dos músculos peitorais.

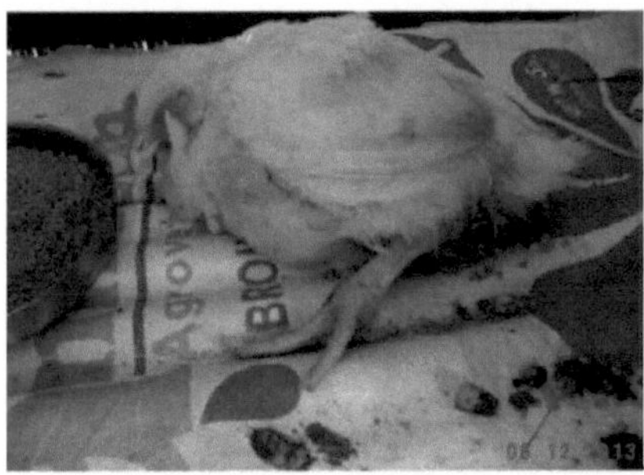
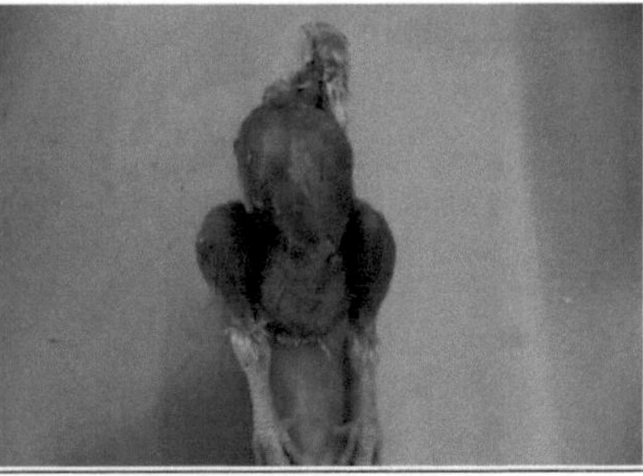

Fig.5: Ave que sofre de DII com bursas aumentadas e inchadas.
Fig.6: Bursa alargada com exsudado gelatinoso.

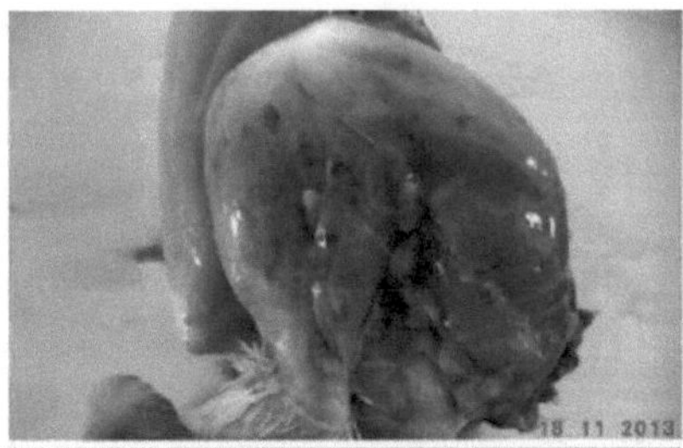
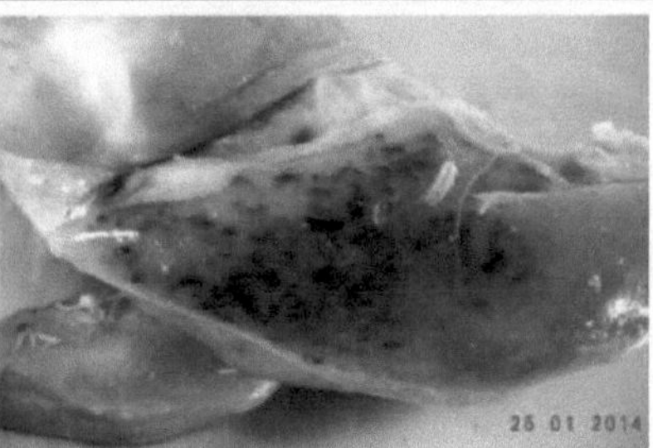

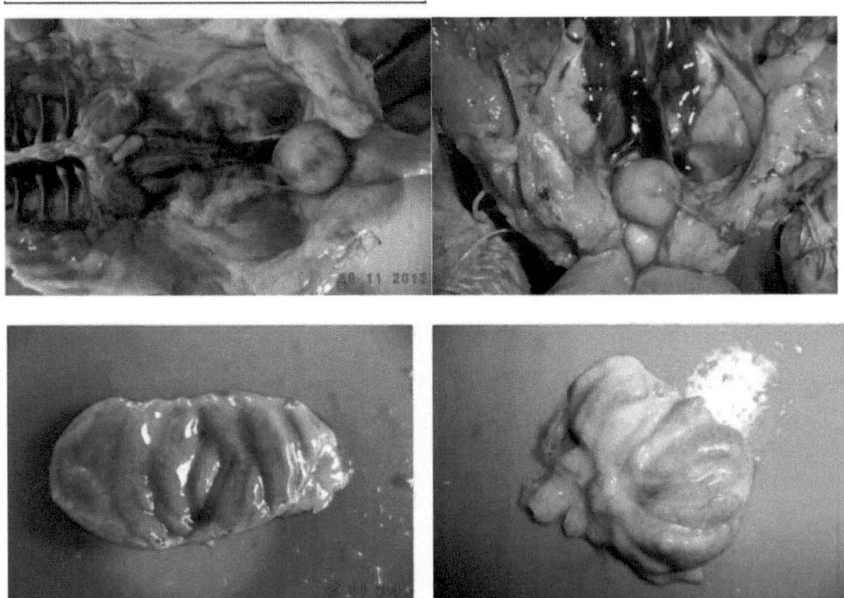

Fig.7: Bursa alargada, congestionada e edemaciada com exsudado mucoide espesso.
Fig.8: Bursa aumentada e inchada com acumulação de exsudado espesso e cremoso.

Fig. 9: Bursa afetada por DII, com hemorragia intensa e coágulos sanguíneos.
Fig.10: Rins congestionados, rins aumentados e inchados com túbulos salientes.

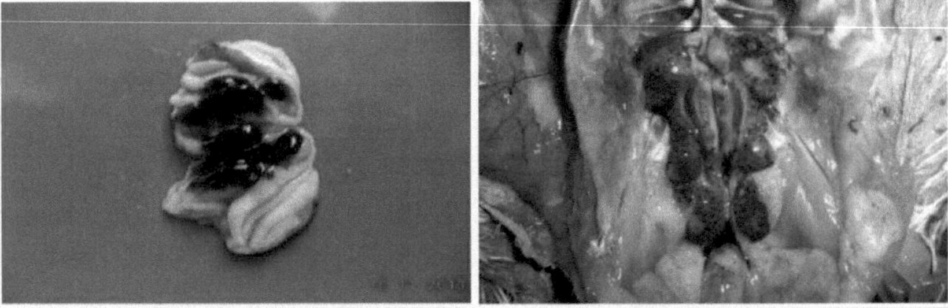

Fig. 11: Fígado afetado por DII com congestão e hipertrofia.
Fig.12: O baço afetado pela DII está aumentado, congestionado e corado.

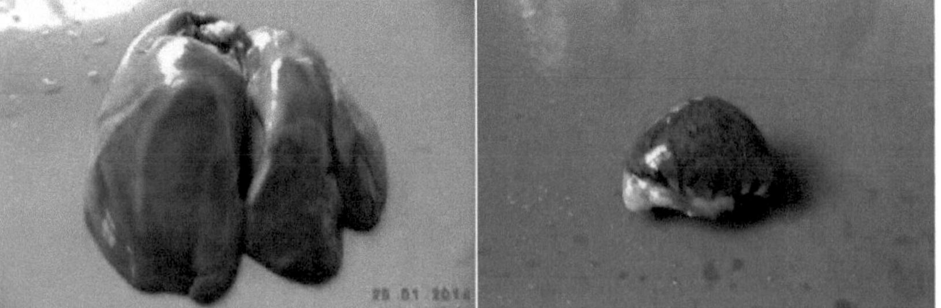

Fig.13: Bursa serosa com depleção linfoide completa e formação de quisto (H & E, 20X).
Fig.14: Bursa serosa com depleção linfoide folicular completa (H & E, 20X).

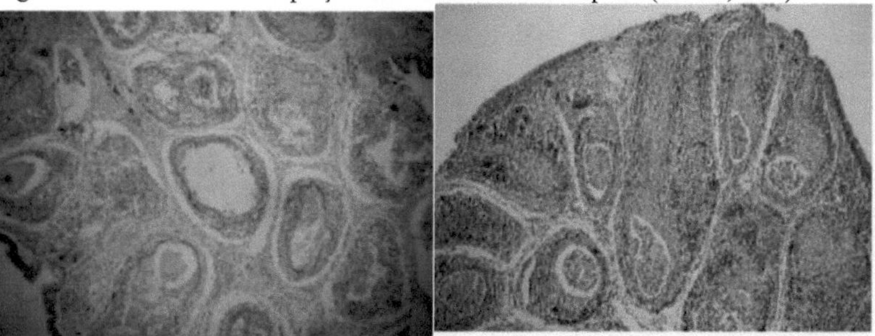

Fig.15: Bursa serosa com depleção linfoide folicular completa, congestão e hemorragia interfolicular (H & E, 20X).
Fig.16: Bursa serosa com depleção linfoide e formação de quisto, preenchida com detritos necróticos e heterófilos (H & E, 40X).

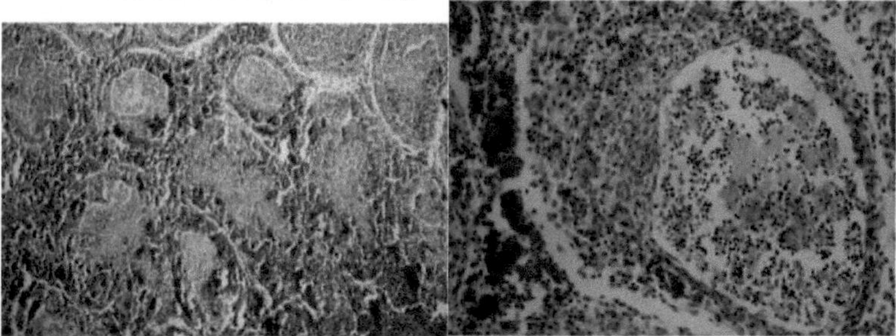

Fig.17: Rim com congestão, alterações degenerativas do epitélio tubular e linfóides glomerulares x: zu o I- nnv"
Fig.18: Baço com congestão, hemorragias e depleção linfoide

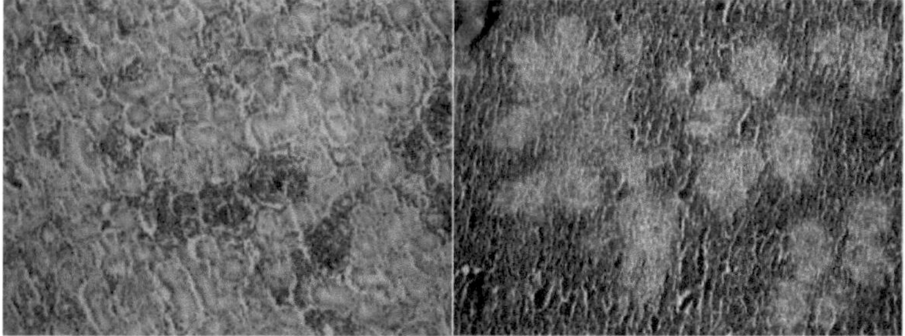

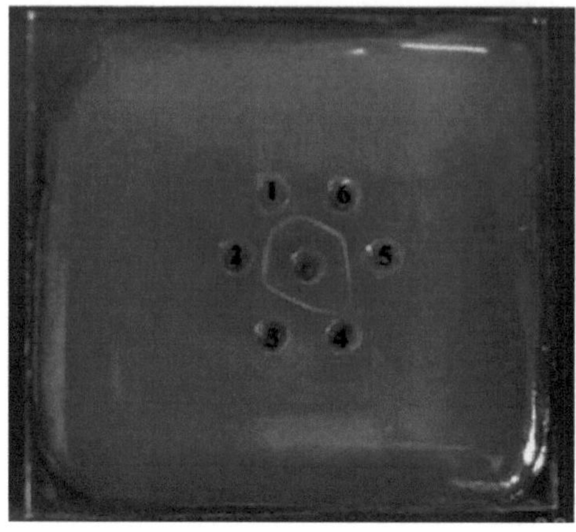

Fig.19: Agarose a 1% com reação de precipitação positiva contra o soro hiperimune da IBD (poço central)
1,2,3,5 - Amostras positivas (amostras de bolsas de aves infectadas)
4 - Controlo negativo (amostra de bursa de uma ave saudável)

2. doença de Newcastle (ND)

Epidemiologia :

No presente estudo, observou-se que a doença afecta todos os grupos etários de aves. Além disso, verificou-se que a doença ocorre ao longo de todo o ano, com a maior incidência observada durante a estação do inverno, seguida da estação das chuvas e da estação do verão. A taxa de morbilidade situou-se entre 35% e 50%, enquanto a taxa de mortalidade variou entre 25% e 35% durante o período de estudo.

Resultados clínicos :

A maioria das aves estava deprimida, emaciada e apresentava diarreia esverdeada ou branca (figura 20). Nalguns casos, surgia edema na cabeça, na face e na laringe, enquanto alguns animais apresentavam sinais nervosos, como torcicolo e paralisia. Nalguns casos, observou-se também uma redução da produção de ovos e ovos de casca mole. Algumas aves mostraram sinais de problemas respiratórios, tais como espirros, pedidos de ar, corrimento nasal e tosse. Em muitos casos, observou-se também morte súbita com poucos ou nenhuns sintomas.

Resumo das conclusões :

A maioria das aves apresentava hemorragias punctiformes nas pontas das glândulas proventriculares (figura 21), enquanto em alguns casos apareciam petéquias e equimoses na mucosa do proventrículo (figura 22). Foram observadas úlceras hemorrágicas na parede intestinal e nas amígdalas cecais em muitas aves afectadas (Figuras 23, 24 e 25). Os pulmões estavam geralmente congestionados, edematosos e hemorrágicos. Em alguns casos, estava também presente traqueíte hemorrágica com congestão e exsudados catarrais. O baço estava aumentado, friável e vermelho-escuro ou mosqueado. Nalgumas aves foram observados rins aumentados, congestionados e inchados com depósitos de urato. Nalgumas aves foi também observada necrose pancreática. Os ovários estavam frequentemente edematosos ou degenerados e hemorrágicos. Algumas aves, especialmente as que morreram subitamente, apresentavam poucas ou nenhumas lesões grosseiras.

Achados histopatológicos :

A maioria dos casos apresentava enterite catarral com infiltração de células mononucleares na mucosa e na submucosa, enquanto em alguns casos se observavam congestão e necrose dos enterócitos intestinais. As amígdalas cecais apresentavam hemorragia, infiltração de heterófilos na lâmina própria, depleção linfoide e formação de centros germinais (Fig. 26). Em muitos casos, foram observadas hemorragia e necrose na mucosa do proventrículo (Fig. 27). As secções do fígado mostraram congestão, degeneração e infiltração celular mononuclear focal. O baço apresentava depleção de linfócitos e necrose (Fig. 28). Na maioria dos casos, os pulmões apresentavam hiperplasia linfocitária para-brônquica, associada a hipertrofia das células epiteliais brônquicas, infiltração linfocítica, congestão evidente e hemorragia nos alvéolos (Fig. 29). Algumas aves apresentaram descolamento da mucosa traqueal com perda de cílios e obstrução (Figura 30). Os rins de algumas aves apresentavam nefrite intersticial. O cérebro apresentava encefalite não supurativa, degeneração neuronal, gliose e mantos perivasculares (Fig. 31).

Resultados HA e HI :

Um total de 57 amostras de pool (órgãos com lesões grosseiras características) foram testadas quanto à atividade hemaglutinante do NDV utilizando o ensaio HA e 40 amostras foram positivas com títulos entre 1:16 e 1:128. Para confirmar o NDV, as amostras positivas para HA foram testadas utilizando o ensaio HI como teste de neutralização com soro hiperimune do NDV. Todas as 40 amostras eram HI positivas (figs. 32 e 33).

Fig.20: Ave que sofre de ND, deprimida, emaciada e com diarreia esverdeada ou branca.

Fig.21: Hemorragia pontual nas extremidades das glândulas proventriculares.

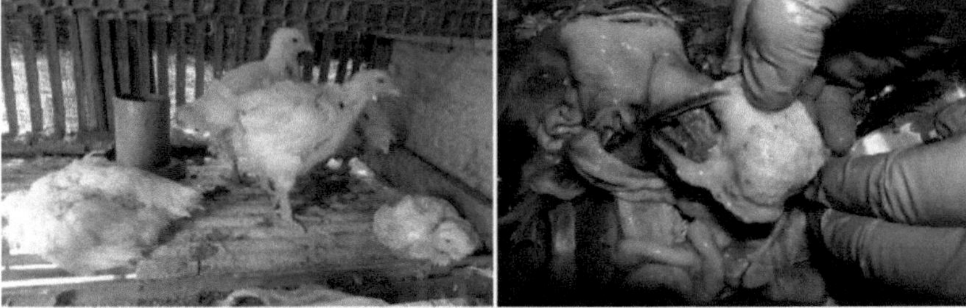

Fig. 22: Petéquias e equimoses na mucosa do proventrículo.
Fig. 23: Lesões hemorrágicas nas amígdalas cecais.

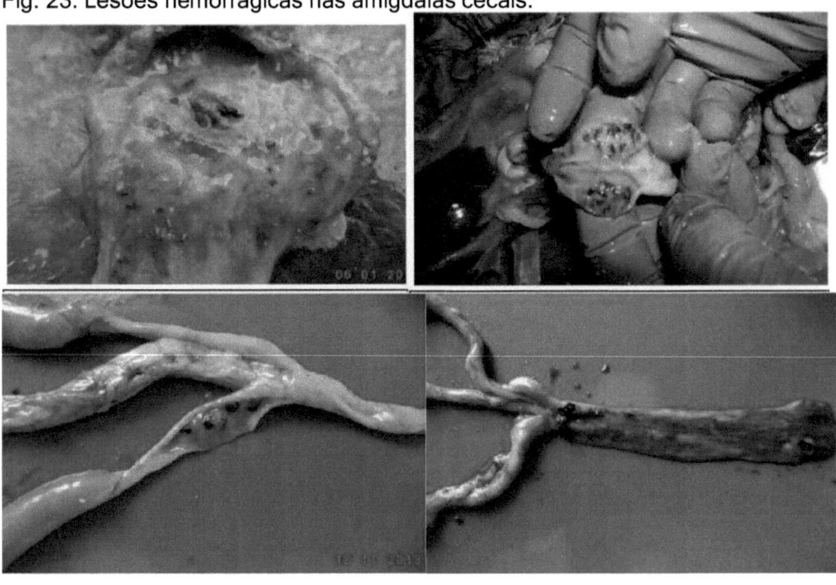

Úlceras hemorrágicas das amígdalas apendiculares.
Intestino com úlceras hemorrágicas.

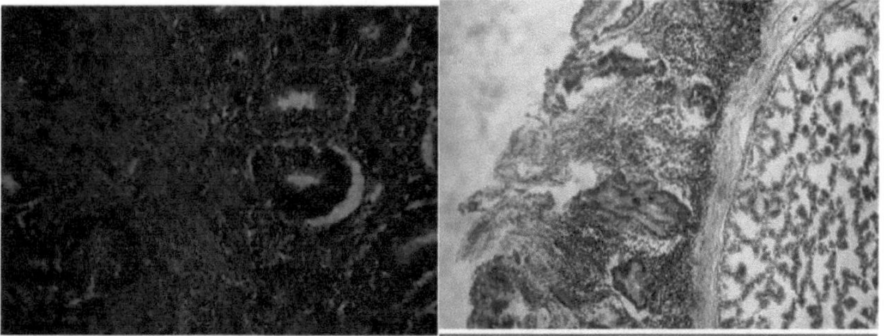

Amígdala cecal com hemorragia, infiltração heterofílica, depleção linfoide e centros germinais (H&E, 40X).
Proventrículo com hemorragia e necrose da mucosa (H&E, 20X).
Fig.28: Baço com necrose e deficiência de linfócitos (H&E, 10X).
Fig.29: Pulmão com congestão, hiperplasia linfática para-brônquica (H&E, 20X).

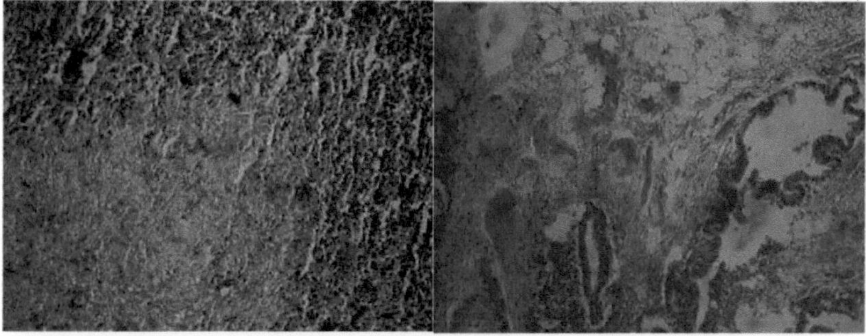

Fig.30: Traqueia com congestão e perda de cílios na mucosa (H & E, 40X).
Fig.31: Cérebro com encefalite não supurativa e manguito perivascular (H&E, 20X).

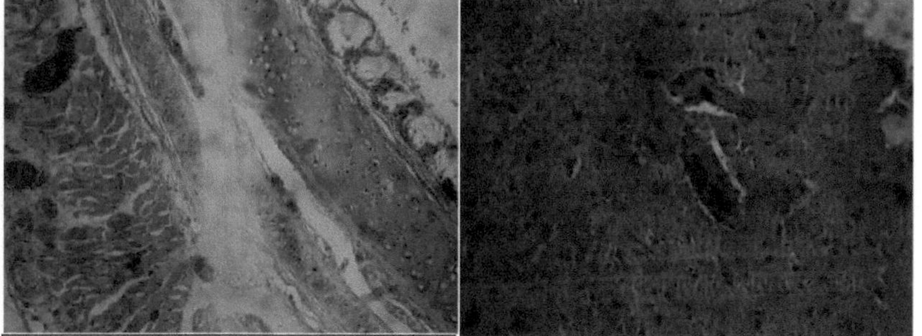

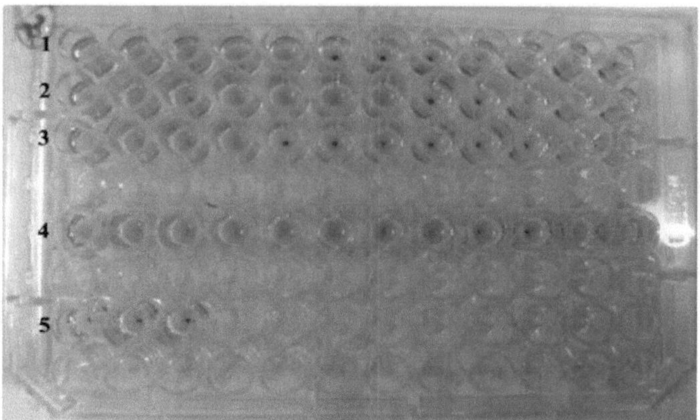

Fig. 32: Resultado do teste de hemaglutinação (HA).

1, 2, 3 - Amostra representativa positiva
4   - Controlo da vacinação
5   - Controlo de hemácias

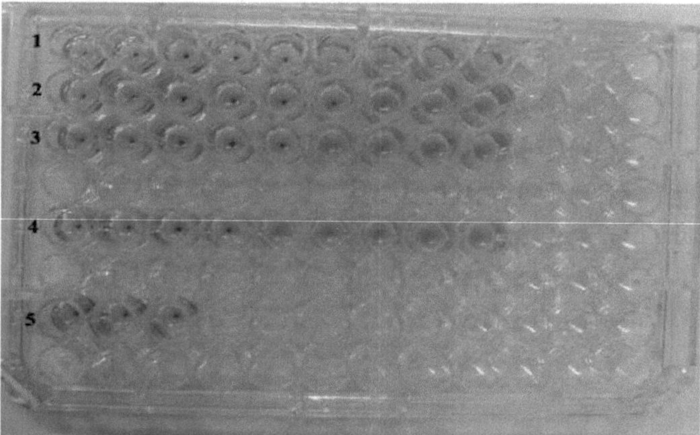

Fig. 33: Resultado do teste de inibição da hemaglutinação (HI).

1, 2, 3 - Amostra representativa positiva
4   - Controlo da vacinação
5   - Controlo de hemácias

3. doença de Marek (MD)

Epidemiologia :

Durante o período de estudo, verificou-se que a doença de Alzheimer ocorria principalmente em aves com idades compreendidas entre as 6 e as 9 semanas (82,35%) e no grupo etário das 9 e 12 semanas (17,64%). No entanto, não foram registados casos de doença nos outros grupos etários. Durante o período de estudo, observou-se uma taxa de morbilidade de 5-10% e uma taxa de mortalidade de 0,5-2%.

Resultados clínicos :

Os sintomas gerais incluíam depressão grave, desidratação, emaciação, plumagem eriçada e diarreia amarelo-esbranquiçada, enquanto algumas aves apresentavam ataxia seguida de paralisia unilateral dos membros, levando a uma postura típica com uma perna esticada para a frente e outra a apontar para trás (Fig. 34). Em muitos casos, observou-se paralisia das patas, das asas e do pescoço (Fig. 35), olhos cinzentos ou pupilas irregulares (Fig. 36), perturbações da visão, cegueira, lesões cutâneas e imunossupressão. Nas aves afectadas, observou-se uma redução da ingestão de alimentos e água, perda de peso, baixa morbilidade e mortalidade e atrofia grave dos músculos do peito e das coxas.

Resumo das conclusões :

No exame post-mortem, a maioria das aves mostrou um aumento acentuado do tamanho do fígado, que ocupava toda a cavidade abdominal (Fig. 37). Nalguns casos, os fígados estavam acentuadamente aumentados e tinham um aspeto granuloso (Fig. 38). Nalguns casos, foram observadas lesões linfáticas nodulares (ou seja, tumores viscerais). Estas eram nodulares, difusas ou mistas, de tamanho variável, de cor branca ou cinzenta, com uma superfície de corte firme e lisa (Fig. 39). Na maioria dos casos, o baço estava também muito aumentado, com manchas esbranquiçadas na sua superfície. Nalguns casos, observava-se também um proventrículo espessado. Em alguns casos, as paredes intestinais e as amígdalas cecais estavam espessadas e obstruídas. Os nervos ciáticos das aves com paralisia unilateral eram de cor pálida ou acinzentada, duas a três vezes maiores do que o normal e tinham perdido as suas cordas transversais (Figura 40). Em muitas aves, os rins estavam aumentados e tinham um aspeto nodular.

Achados histopatológicos :

As secções hepáticas mostraram infiltração de células linfóides pleomórficas, tais como linfoblastos, pequenos e grandes linfócitos no parênquima hepático, substituindo as células hepáticas normais (figs. 41 e 42). Foi também observada linfoproliferação ao longo do cordão esplénico e focalmente no parênquima, com congestões e pigmentos de hemossiderina (figs. 43 e 44). O exame microscópico de secções renais mostrou degeneração do epitélio tubular, hemorragias e proliferação pleomórfica de células linfáticas no interstício (figs. 45 e 46). O epitélio bronquiolar apresentava proliferação e agregação linfoide com congestão (figs. 47 e 48). As secções intestinais e as amígdalas cecais apresentavam ambas uma lâmina própria espessada devido a linfoproliferação (fig. 49). A secção do proventrículo também apresentava uma proliferação pleomórfica de células linfóides (Fig. 50).

Prova de precipitação em gel de ágar (AGPT) :

A AGPT foi realizada num homogenato de folículos de penas utilizando soro hiperimune MDV By AGPT. Das 89 amostras testadas (com suspeita clínica de MD ou LL), 34 foram positivas para o antigénio do MDV. Foram observadas linhas de precipitação durante 36 a 48 horas de incubação e eram idênticas às produzidas pelo antigénio de referência do MDV (Figura 51). Esta linha de precipitação estava ausente na amostra de folículos de penas que se sabia ser negativa.

Fig.34: Paralisia unilateral com uma perna esticada para a frente e uma perna esticada para trás.
Fig.35: Ave que sofre de DM com um pescoço flácido e paralisia das asas.

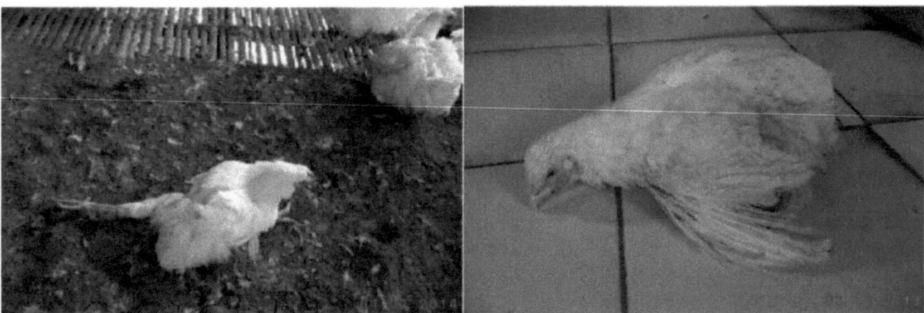

Fig.36 : Ave com DM com olho cinzento e pupila irregular.
Fig.37: Aumento evidente do tamanho do fígado com nódulos miliares.

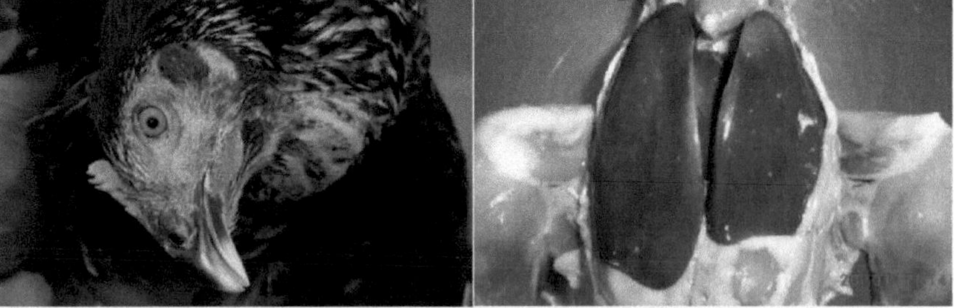

Fig. 38: Aumento nítido do tamanho do fígado e do baço com um aspeto granuloso.
Fig.39: Aumento claro do tamanho do fígado com lesões nodulares cinzentas e brancas.

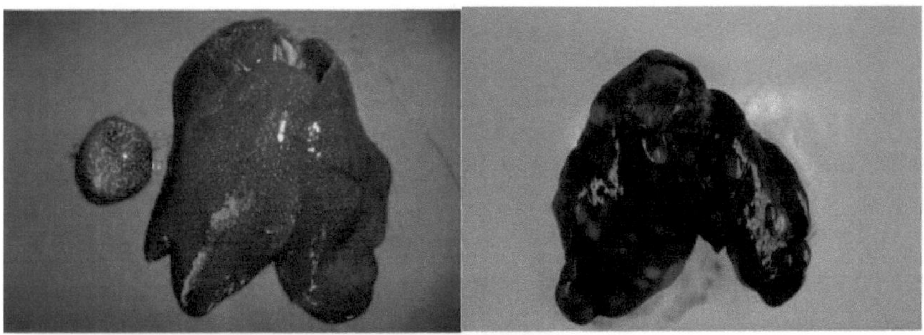

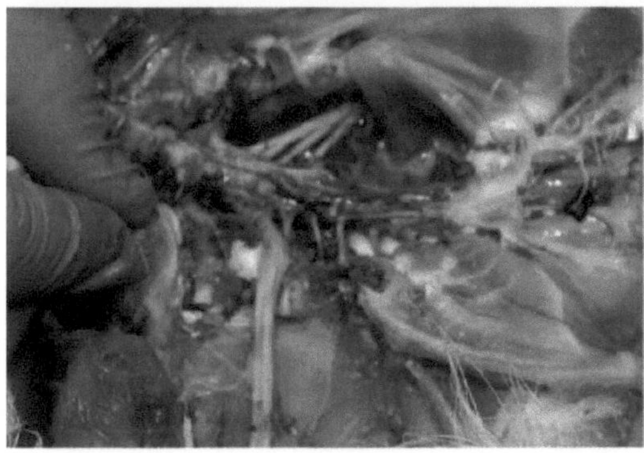

Fig. 40: Nervo ciático alargado, pálido ou acinzentado, com perda da estriação transversal.
Fig. 41: Fígado com proliferação de células linfáticas pleomórficas (H&E, 10X).
Fig.42: Fígado com proliferação de células linfáticas pleomórficas (H&E, 100X).

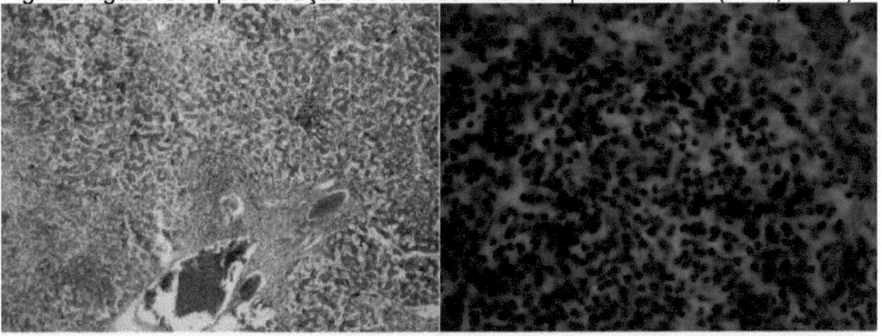

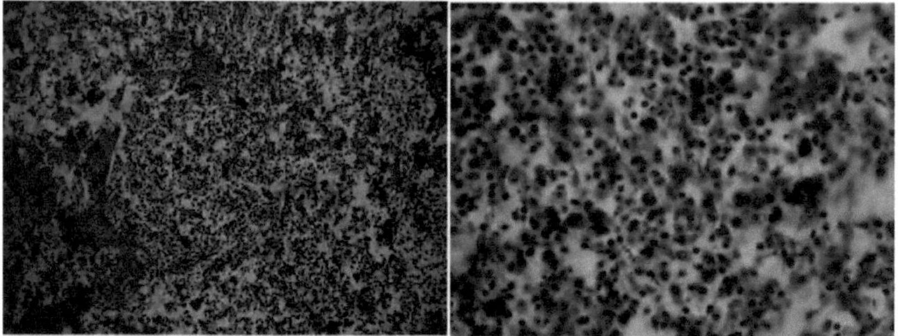

Fig. 43: Baço com proliferação de células linfáticas pleomórficas (H&E, 10X).

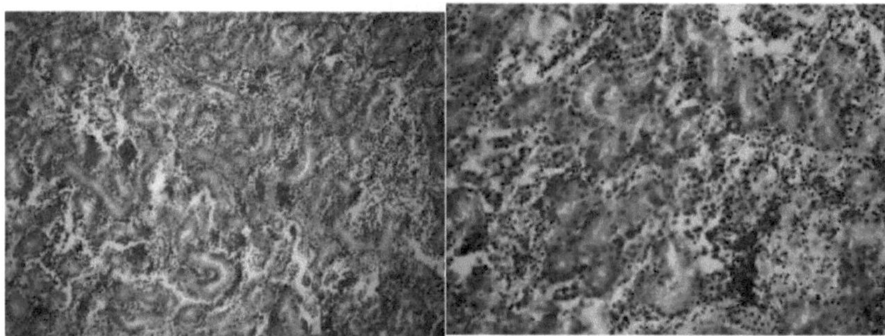

Fig. 44: Baço com agregação de células linfóides (linfoma) (H&E, 100X).

Fig. 45: Rim com proliferação de células linfáticas pleomórficas (H&E, 10X).
Fig. 46: Rim com proliferação de células linfáticas pleomórficas (H&E, 40X).

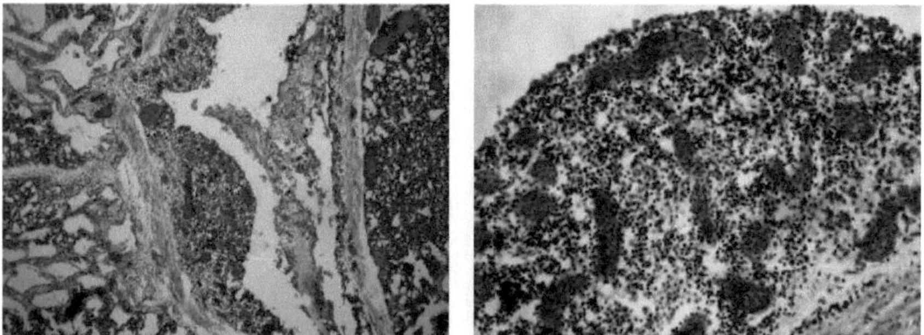

Fig. 47: Pulmão com proliferação de células linfáticas pleomórficas (H&E, 10X).
Fig. 48: Pulmão com proliferação de células linfáticas pleomórficas (H&E, 40X).

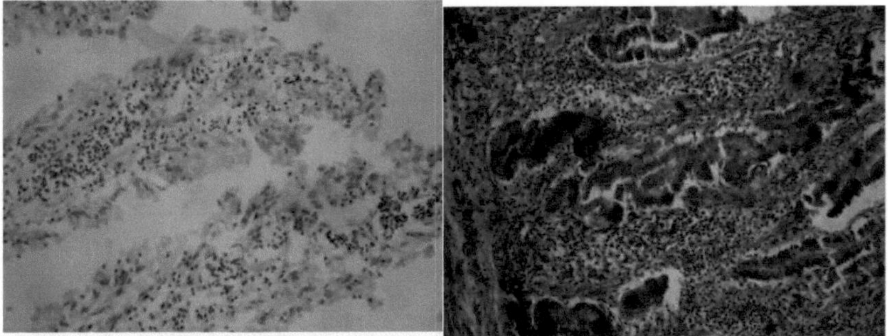

Fig. 49: Intestino com lâmina própria espessada devido a linfoproliferação (H&E, 20X).
Fig. 50: Proventrículo com proliferação de células linfáticas pleomórficas (H&E, 40X).

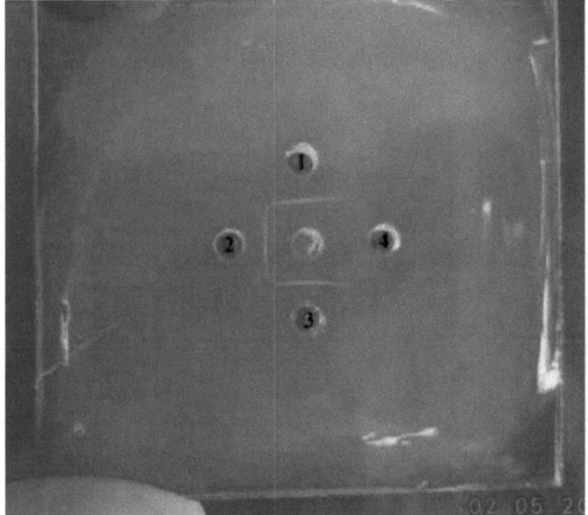

Fig. 51: Agarose a 1% com reação de precipitação positiva contra o soro hiperimune MD (poço central).

1 - Controlo positivo (vírus da vacina)

2 & 3 - Amostras positivas (folículos de penas de aves infectadas)

4. epidemiologia da leucemia linfocítica (LL) :

Durante o presente período de estudo, os casos de leucose linfática (LL) ocorreram apenas em aves adultas com mais de 12 semanas de idade. A percentagem de morbilidade variou entre 2 e 3%, enquanto a percentagem de mortalidade variou entre 1,5 e 2,4% durante o período de estudo.

Resultados clínicos :

A maioria das aves afectadas pela LL apresentava sinais clínicos de fraqueza, diarreia, desidratação, emaciação (Figura 52), anorexia e garganta pálida. As galinhas infectadas ficaram deprimidas antes de morrerem. A palpação revelou frequentemente um aumento acentuado da bursa e do fígado, levando à distensão e ao aumento do abdómen. Observou-se também uma redução da produção de ovos nalgumas galinhas poedeiras.

Resumo das conclusões :

As carcaças das aves que morreram de LL apresentavam uma emaciação e desidratação significativas (Fig. 53). Ao abrir a carcaça, verificou-se que quase todo o abdómen era ocupado pelo fígado, que tinha aumentado muito de volume (Fig. 54). Nalguns casos, eram visíveis tumores na superfície do fígado (fig. 55). Os tumores eram moles, lisos e brilhantes, a superfície de corte era acinzentada a branco-creme e só raramente apresentavam áreas de necrose. Na maioria dos casos, o baço também estava acentuadamente aumentado (Fig. 56). Tanto o fígado como o baço tinham quase o dobro do tamanho dos órgãos normais. Em algumas aves, os rins e as bursas estavam obstruídos, aumentados e nodosos (Fig. 57). Na maioria dos casos, os pulmões estavam congestionados e espessados.

Achados histopatológicos :

A maioria das secções do fígado apresentava agregados de grandes células linfáticas (linfoblastos) de tamanhos ligeiramente diferentes, mas todos na mesma fase inicial de desenvolvimento. Foi também observada obstrução em muitas secções do fígado. Em algumas secções, as células linfóides proliferaram por todo o parênquima hepático, substituindo e comprimindo as células hepáticas normais (figs. 58 e 59). Na maioria dos casos, o baço apresentava linfoproliferação difusa em todo o parênquima esplénico e congestão (fig. 60). As secções pulmonares revelaram uma congestão grave com espessamento das paredes brônquicas e parabrônquicas devido a uma proliferação de células linfáticas ligeiramente variável (61). Na maioria dos casos, os rins apresentavam congestão, células epiteliais tubulares inchadas e degeneradas e acumulação linfoide no interstício (Figura 62). O exame microscópico das bursas revelou uma proliferação linfática difusa nos folículos. Nalgumas aves, verificou-se também uma congestão e depleção significativas dos folículos nas bursas (Fig. 63). As amígdalas cecais apresentavam um espessamento da lâmina própria e das vilosidades devido a linfoproliferação.

Diagnóstico:

28 dos 40 casos clínicos suspeitos de LL foram confirmados por alterações microscópicas características de células linfóides ligeiramente modificadas nos órgãos em causa.

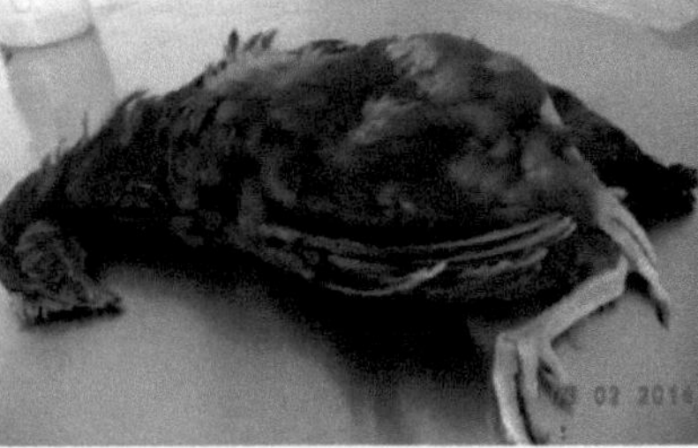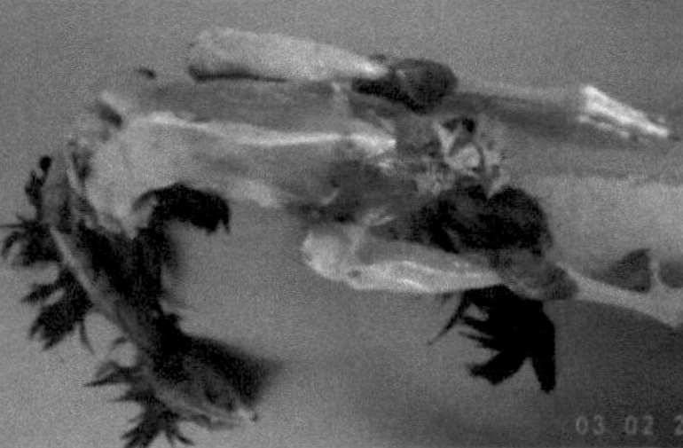

Fig. 52: Uma galinha poedeira que morre de LL apresenta uma emaciação e desidratação graves.
Fig. 53: Carcaça morta de uma ave poedeira com emaciação e dessecação graves.

Fig. 54: Aumento nítido do tamanho do fígado, que ocupa toda a cavidade abdominal.
Fig. 55: Fígado com aumento acentuado de volume e lesões nodulares.

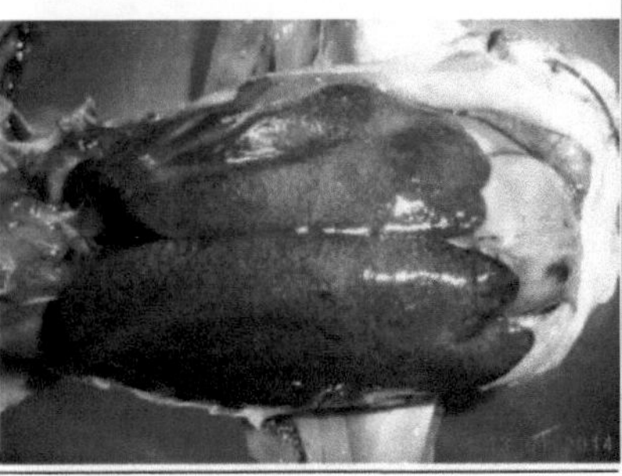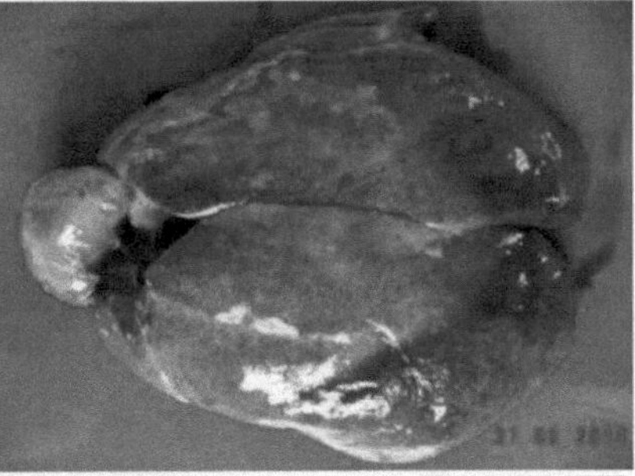

Fig. 56: Baço claramente aumentado.
Fig. 57: Rins aumentados, congestionados e nodulares e bursa de Fabricius.

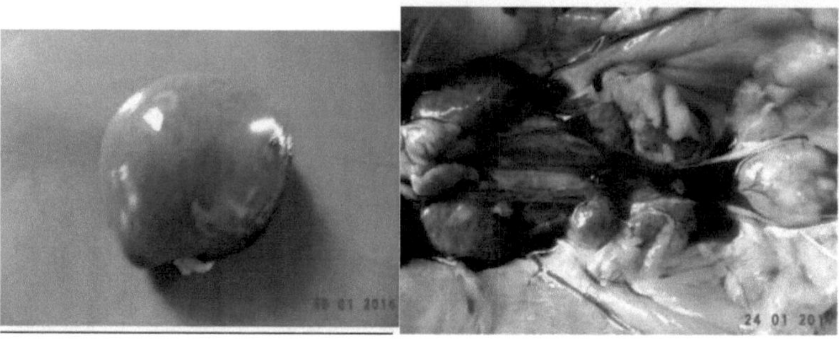

Fig. 58: Fígado com proliferação de células linfáticas ligeiramente variável (H&E, 20X).
Fig. 59: Fígado com proliferação de células linfáticas ligeiramente variável (H&E, 60X).

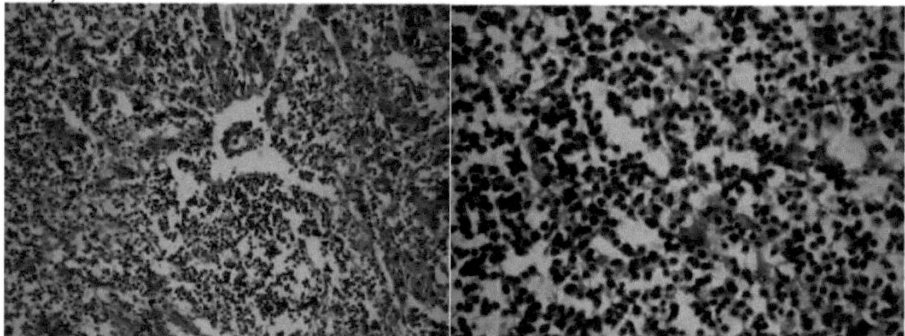

Fig. 60: Baço com proliferação de células linfáticas ligeiramente variável (H&E, 40X).
Fig. 61: Bursa serosa com proliferação intrafolicular difusa de células h.mnhoides ligeiramente variáveis (H&E 40X).

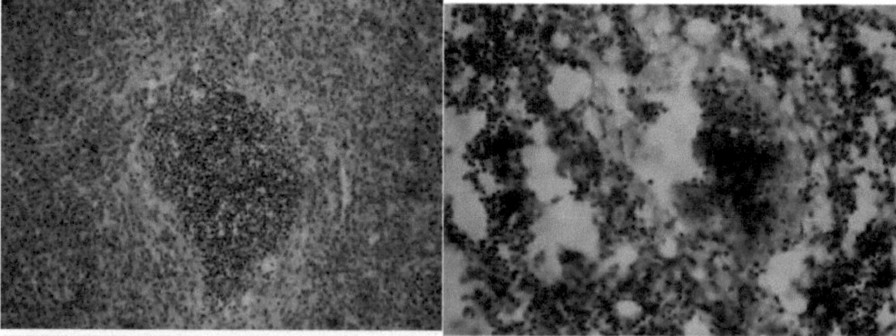

Fig. 62: Rim com proliferação ligeiramente variável de células linfáticas no interstício (H&E, 40X).
Fig. 63: Pulmão com proliferação de células linfáticas ligeiramente variável (H&E, 40X).

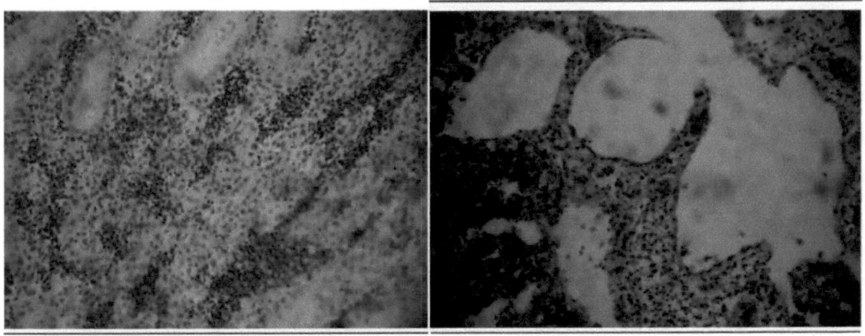

5. Síndrome da hepatite hidropericárdica (HPS) Epidemiologia :

Durante o atual período de estudo, a maioria dos casos de síndrome de hepatite hidropericárdica (HPS) ocorreu em aves entre as 3 e as 6 semanas de idade (83,33%), enquanto alguns casos foram observados entre as 6 e as 9 semanas de idade (16,66%). As aves de outros grupos etários não foram afectadas. A percentagem de morbilidade variou entre 30 e 45%, enquanto a percentagem de mortalidade durante o período de estudo se situou entre 18 e 35%. Verificou-se que a doença era mais prevalente no verão, seguida da estação das chuvas e do inverno.

Resultados clínicos :

Na maioria dos casos, as aves estavam baças, deprimidas e apresentavam uma postura caraterística com o peito e o bico apoiados no chão e as pálpebras fechadas (figura 64). Algumas aves apresentavam diarreia amarelada, dispneia, estavam fracas, tinham a plumagem desgrenhada e moviam-se com relutância. Nalguns casos, aves de engorda bem desenvolvidas e saudáveis morreram subitamente sem mostrar quaisquer sinais.

Resumo das conclusões :

O exame post mortem das aves revelou, na maioria dos casos, uma acumulação de líquido aquoso ou gelatinoso, transparente ou cor de palha, no pericárdio (figuras 65, 66 e 67) e um coração disforme e flácido. Os fígados estavam inchados, congestionados e frágeis com necrose hepática focal. Congestão e edema nos pulmões e rins pálidos com túbulos proeminentes eram as outras alterações grosseiras comuns na maioria dos casos.

Achados histopatológicos :

As secções hepáticas mostraram, na maioria dos casos, hepatócitos com corpos de inclusão intranucleares basófilos com alterações degenerativas (Fig. 68). Nalguns casos, foram também observadas áreas multifocais com necrose coagulativa e hemorragia com infiltração de células mononucleares (Fig. 69). Em alguns casos, as secções cardíacas mostraram degeneração vacuolar no miocárdio. A maioria dos pulmões afectados apresentava infiltração de macrófagos em todo o parênquima.

Diagnóstico:

24 casos de SHH foram diagnosticados pela deteção de corpos de inclusão basofílicos intranucleares característicos nos hepatócitos.
Fig. 64: Aves afectadas pela HHS numa postura caraterística com o peito e o bico apoiados no chão.
Fig. 65: Ave afetada por HHS com hidropericárdio e necrose hepática focal.

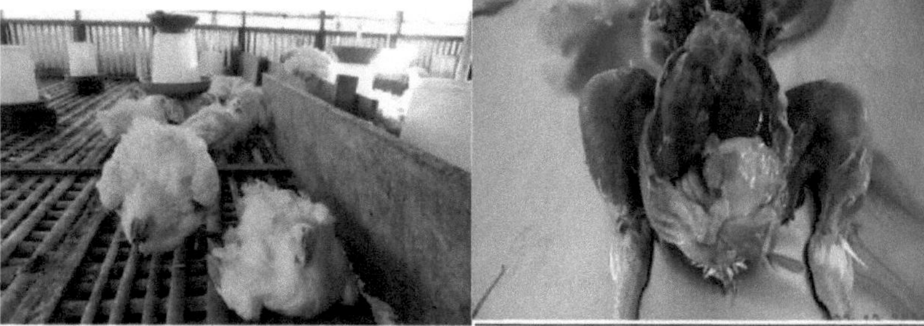

\Fig. 66: Hidropericárdio e necrose hepática focal.
Fig. 67: Acumulação de líquido cor de palha no pericárdio.

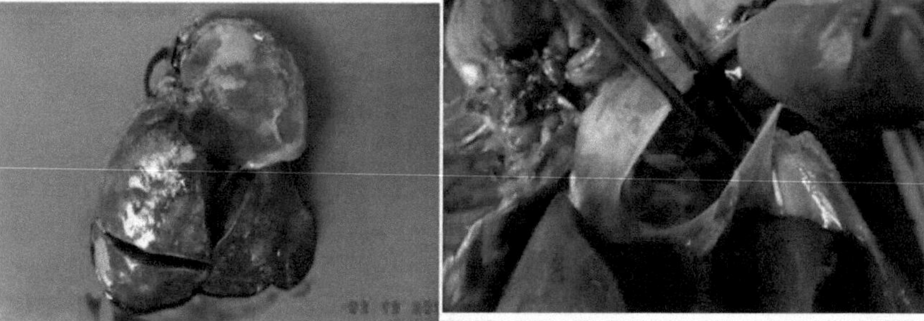

Fig. 68: Fígado com hepatócitos com corpos de inclusão intranucleares basófilos (setas) e alterações degenerativas (H&E 100X).
Fig. 69: Fígado com área focal de necrose coagulativa e hemorragia com infiltração de células mononucleares (H&E, 40X)

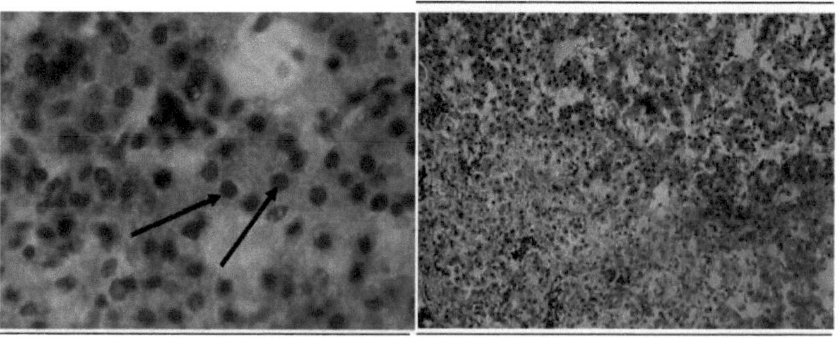

6. Laringotraqueíte infecciosa (ILT)

Epidemiologia :

O presente estudo mostrou que as aves infestadas com VFIT tinham mais de 3 semanas de idade, com a maior incidência (40,00%) em aves com 3-6 e 6-9 semanas de idade, seguidas por aves com 9-12 semanas de idade (20,00%). As aves dos grupos etários de 1 a 3 semanas e de mais de 12 semanas não foram afectadas. A percentagem de morbilidade variou entre 20 e 40%, enquanto a percentagem de mortalidade durante o período de estudo se situou entre 2 e 5%. Todos os casos de doença ocorreram apenas durante a época de inverno.

Resultados clínicos :

Os sintomas clínicos observados nas aves afectadas pela ILT incluíram conjuntivite, corrimento ocular, respiração bucal, pieira, sons respiratórios e hemoptise. Nalguns casos, as aves apresentavam grande dificuldade em respirar, esticando o pescoço e respirando com dificuldade através do bico aberto (Figura 70), tossindo muco sanguinolento e apresentando uma elevada taxa de mortalidade, enquanto algumas aves apresentavam traqueíte mucosa, sinusite, falta de motivação e uma baixa taxa de mortalidade. Para além dos sintomas respiratórios, algumas aves tornaram-se cianóticas antes de morrer.

Resumo das conclusões :

As alterações macroscópicas eram mais frequentemente observadas na laringe e na traqueia superior e menos frequentemente na traqueia inferior e incluíam traqueíte mucosa, laringite e hemorragia grave na traqueia (Fig. 71). Os lúmens da traqueia estavam cheios de muco misturado com sangue, resultando em obstrução (Fig. 72). Em alguns casos, os exsudados mucosos bloquearam o lúmen da parte craniana da traqueia (Fig. 73). Além disso, foi observada conjuntivite com hiperemia grave, edema e seios nasais com exsudados caseosos. Os pulmões de algumas aves afectadas apresentavam vermelhidão e exsudados brancos ou amarelos à superfície.

Achados histopatológicos :

A mucosa da traqueia apresentava congestão e hemorragia significativas. Na maioria dos casos, o epitélio da mucosa continha várias células sinciciais com corpos de inclusão intranucleares (Figs. 74 e 75). Em alguns casos, observou-se descamação completa da mucosa traqueal (Fig. 76). A mucosa e a submucosa estavam infiltradas por linfócitos e células plasmáticas. A superfície da mucosa e o lúmen continham quantidades variáveis de exsudado, composto por fibrina, heterófilos, células mononucleares inflamatórias, células epiteliais esfoliadas, células sinciciais e glóbulos vermelhos. As secções pulmonares mostraram congestão grave, hemorragia e exsudação serosa no lúmen parabrônquico (Fig. 77), enquanto algumas secções mostraram desorganização do epitélio brônquico primário e secundário. As paredes dos brônquios em causa estavam infiltradas por um grande número de células mononucleares inflamatórias e exsudados.

Diagnóstico:

Dos 24 casos de suspeita clínica de TLI, a TLI foi confirmada em 10 casos pela demonstração de várias células sinciciais com corpos de inclusão eosinofílicos intranucleares nas células epiteliais rejeitadas da mucosa traqueal.

Fig.70: Ave afetada por ILT com respiração bucal através de um bico bem aberto.
Fig. 71: Fotografia mostrando uma congestão grave e uma traqueia hemorrágica.

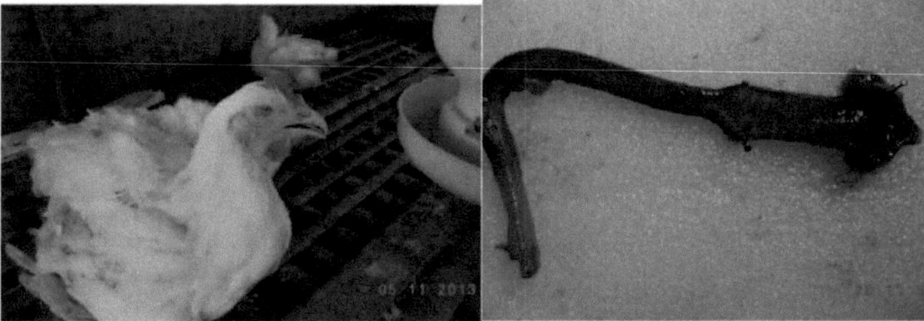

Fig. 72: Fotografia mostrando a obstrução do lúmen da traqueia por coágulos sanguíneos.
Fig.73: Fotografia mostrando congestão e exsudado mucoso na traqueia.

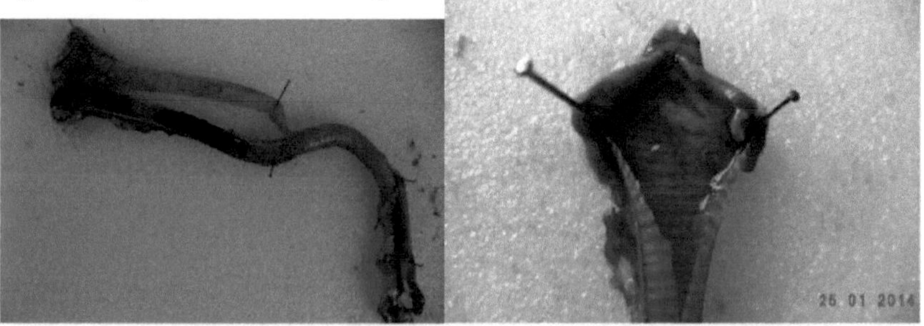

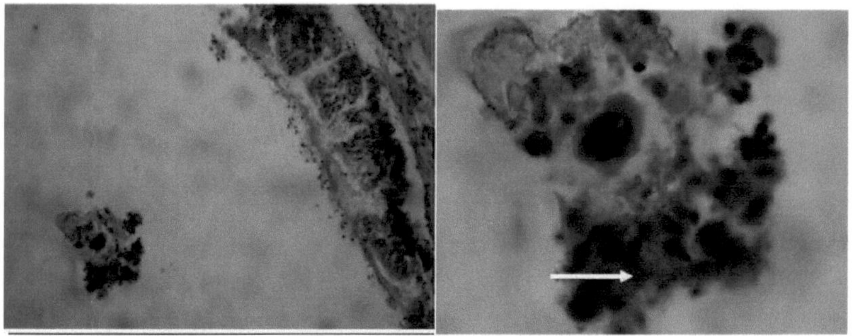

Traqueia com congestão, hemorragia e células sinciciais com corpos de inclusão intranucleares (H&E, 40X).
Células sinciciais com corpos de inclusão intra-nucleares (seta) (H&E, 100X).

Fig. 76: Traqueia com descamação completa da mucosa (H&E, 20X).
Fig. 77: Pulmão com congestão, hemorragia e exsudação serosa no lúmen parabrônquico (H&E, 20X).

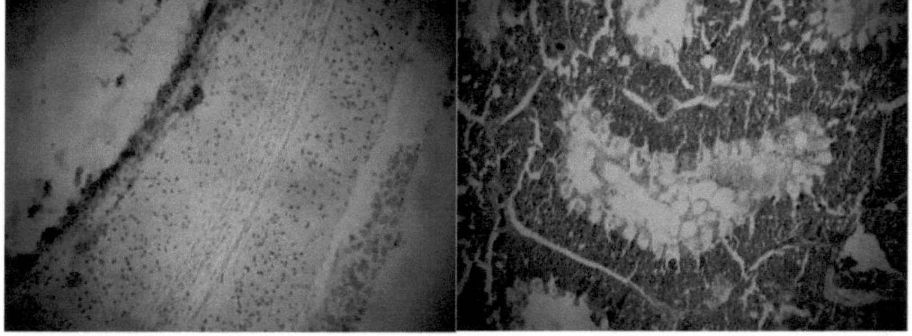

Durante o atual período de estudo, foi examinado um total de 476 carcaças de aves de capoeira, das quais 208 (43,69%) foram diagnosticadas como doenças virais. Esta percentagem de incidência é superior à de Rahman e Samad (2005), que encontraram 22,73% de doenças virais. Entre as doenças virais, a incidência da doença infecciosa da Bursa (15,13%) foi a mais elevada, seguida da doença de Newcastle (8,40%), o que é coerente com os resultados de Rahman e Samad (2005). Em contrapartida, a incidência da doença de Marek (7,14%), da leucemia linfocítica (5,88%), da síndroma da hepatite hidropericárdica (5,04%) e da laringotraqueíte infecciosa (2,10%) foi comparativamente baixa. A análise da idade mostrou que a maior incidência de doença viral se verificou no grupo etário das 3-6 semanas (40,38%), confirmando relatórios anteriores de Rahman e Samad (2005).

A incidência sazonal de doenças virais foi mais elevada no inverno, seguida das estações do verão e das chuvas, o que está em contradição com relatórios anteriores de Rahman e Samad (2005), que registaram a maior incidência no verão, seguida das estações das chuvas e do inverno. A incidência mais elevada durante a estação do inverno pode dever-se ao clima extremamente frio nesta área geográfica, que predispõe as aves de capoeira a uma vasta gama de doenças infecciosas. A maior viabilidade dos vírus no tempo frio pode também ser um fator. A localização geográfica desta região limita as temperaturas extremas durante o verão, o que pode ser responsável pela menor incidência de doenças virais nas aves durante o verão.

Os resultados da epidemiologia, da história clínica, das alterações macroscópicas e microscópicas e dos testes laboratoriais registados durante o presente estudo de diagnóstico das doenças virais aviárias prevalecentes em Mizoram são discutidos a seguir:

1. Doença Infecciosa Bursal (IBD)

No presente estudo, a maior incidência de IBD foi observada em aves com 3-6 semanas de idade, o que corrobora Lukert & Saif (1997) e o relatório de Mor *et al.* (2010), que encontraram o maior número de casos (52,80%) em aves com 21-30 dias de idade, seguido por (33,13%) em aves com 31-40 dias de idade em Haryana. No estudo, os pintos mais jovens, com 1-3 semanas e 6-9 semanas, também foram afectados, o que é consistente com relatórios anteriores de Fadley & Nazerian (1983) e Okoye & Uzoukwu (1981), respetivamente. Verificou-se que a doença ocorre durante todo o ano, o que também foi registado por Babiker *et al* (2008). A incidência mais elevada foi observada durante a estação do inverno, seguida das estações do verão e das chuvas. Observações semelhantes foram também registadas por Jindal *et al* (2004) e Sultana *et al* (2008). A percentagem de morbilidade variou entre 3,5 e 5,4%, enquanto a percentagem de mortalidade variou entre 38,5 e 52,6% durante o período de estudo, o que é quase idêntico a relatórios anteriores (Kurade *et al*., 2000; Saif *et al*., 2000; Dey *et al*., 2009). As baixas taxas de morbilidade e mortalidade observadas no presente estudo podem dever-se à vacinação regular dos pintos e a uma criação adequada.

Os sinais clínicos tais como desânimo, depressão, anorexia, plumagem desgrenhada e diarreia branco-amarelada ou amarelo-esverdeada observados no presente estudo são consistentes com as conclusões de Islam & Samad (2004), Butcher & Miles (2012) e Rashid *et al*. (2013). A maioria das aves estava imóvel e bicando seus orifícios, e suas penas pericloacais estavam manchadas com uratos. Sinais clínicos semelhantes foram também registados por (Cosgrove, 1962) e Landgraf *et al*. (1967).

Os achados post mortem no presente estudo incluíram descoloração escura dos músculos da coxa e do tórax, com hemorragia frequente em alguns casos, corroborando os relatos de vários investigadores (Das *et al*., 1981; Verma *et al*., 1981; Lukert e Saif, 1997; Prabhakaran *et al*, 1997; Islam e Samad, 2004; Singh, 2008; Sultana *et al*.) Na maioria dos casos, a bursa estava aumentada e inchada com uma acumulação de exsudado espesso e cremoso, enquanto, nalguns casos, estava presente exsudado gelatinoso à volta da bursa e hemorragias bursais com coágulos sanguíneos. Estas lesões bursais são consistentes com relatórios anteriores (Helmboldt e Garner, 1964; Cheville, 1967; Landgraf *et al*., 1967; Skeeles *et al*., 1979; Ley *et al*., 1983; Younus, 1996; Zeleke *et al*., 2005; Dutta *et al*., 2007; Sultana *et al*., 2008). Na maioria dos casos, os rins estavam aumentados, pálidos e inchados, o que poderia dever-se à deposição de uratos pela bursa aumentada. Foram efectuadas observações semelhantes por Baxendale (2002), Cosgrove (1962), Younus (1996), Islam e Samad (2004) e Dutta *et al* (2007). As lesões grosseiras de outros órgãos, como o fígado, o baço e o proventrículo, encontradas no presente estudo são semelhantes às descritas por Saif (2008), Morales e Boclair (1993), Prabhakaran *et al.* (1997), Islam e Samad (2004) e Dutta *et al.* (2007). Em algumas aves, as amígdalas apendiculares apresentavam lesões hemorrágicas, enquanto o timo estava inflamado na maioria dos casos, o que poderia dever-se ao envolvimento da forma virulenta do IBDV e a infecções secundárias.

As alterações microscópicas na bursa de Fabricius no presente estudo incluíram a depleção linfoide completa nos folículos, resultando na formação de quistos cheios de detritos necróticos, heterófilos e hemorragias interfoliculares difusas. Nalguns casos, também se verificou edema com infiltração heterofílica e linfocítica extensa do tecido conjuntivo interfolicular. Estes achados são consistentes com observações anteriores de vários investigadores (Helmboldt e Garner, 1964; Cheville, 1967; Mandelli *et al*, 1967; Peters, 1967; Henry *et al*, 1980; Okoye e Uzoukwu, 1981; Calnek *et al,* 1992; Homer *et al*, 1992; Yonus, 1996; Lukert e Saif, 1997; Zeleke *et al,* 2005; Dutta *et al*, 2007; Samanta *et al,* 2008). As lesões do baço, que na maioria dos casos apresentavam uma rarefação de linfócitos, congestão e hemorragias focais ou difusas, confirmam relatórios anteriores (Helmboldt e Garner 1964; Dutta et *al.,* 2007). As lesões renais com degeneração do epitélio tubular e congestão do interstício são confirmadas pelos resultados de Dutta *et al.* (2007). As secções do fígado mostraram congestão, degeneração dos hepatócitos e acumulação de linfóides nas regiões portais. A rarefação dos linfóides nas amígdalas cecais observada no presente estudo corrobora os resultados de Uddin *et al* (2010), que observaram uma redução significativa dos linfócitos nas amígdalas cecais, proventrículo, duodeno, jejuno, íleo e ceco.

No presente estudo, a AGPT foi utilizada eficazmente para confirmar a presença de antigénios específicos do IBDV em amostras de bursa suspeitas. Dos 98 homogenatos bursais, 72 (ou seja, 73,46%) foram considerados positivos para o antigénio do IBDV por AGPT. O resultado do presente estudo é quase idêntico ao de Fatima *et al* (2013), que também referiu que 60 (70,58%) de 81 amostras de bursa eram positivas para o antigénio do IBDV por AGPT. Prajapati e Jalnapurkar (1982), no entanto, relataram taxas de incidência mais elevadas (80%) de infecções por IBDV devido a AGID. Em contrapartida, Parthiban *et al* (2001) registaram taxas de incidência mais baixas (menos de 60,00%) de IBDV determinadas por AGID.

2. Doença de Newcastle (ND)

O presente estudo constatou que a doença afecta todos os grupos etários de aves, tal como também descrito (Shankar, 2008). A incidência mais elevada foi observada durante a estação de inverno, seguida da estação das chuvas e da estação de verão, confirmando diretamente Nwanta *et al* (2008) e Olabode *et al* (2012), que também relataram a maior incidência de ND durante a estação seca, ou seja, no inverno. O ambiente húmido e molhado da estação das chuvas pode ser responsável por uma maior vulnerabilidade, enquanto as condições climáticas agradáveis da estação do verão podem ser responsáveis por uma menor incidência da doença nas aves desta região. A percentagem de morbilidade (35-50%) e a percentagem de mortalidade (25-35%) encontradas no presente estudo indicam que o NDV virulento pode estar envolvido nestes surtos.

Os sinais clínicos mais comuns observados durante o período de estudo incluíram depressão, emaciação e diarreia esverdeada ou branca. Algumas aves apresentaram edema da cabeça, da face e da laringe, enquanto outras apresentaram sinais nervosos caracterizados por torcicolo e paralisia. Algumas aves apresentaram sinais respiratórios, tais como espirros, pedidos de ar, corrimento nasal e tosse. Estes resultados são semelhantes aos de muitos investigadores (Beard e Hanson, 1992; Gowda e Eswaran, 1992; Bhaiyat *et al.*, 1994; Capua *et al.*, 2002; Shankar, 2008; Khan *et al.*, 2011; Nidzworski *et al.*, 2013). Nalguns casos, foi também observada uma redução da produção de ovos e de ovos de casca mole, tal como descrito por Shankar (2008), Hadipour *et al.* (2011) e Nidzworski *et al.* (2013). Muitas aves foram encontradas mortas subitamente com poucos ou nenhuns sintomas, confirmando a descrição de Calnek (1991).

As alterações grosseiras mais comuns observadas durante o exame foram hemorragias pontuais nas pontas das glândulas proventriculares, enquanto algumas aves apresentaram petéquias e equimoses na mucosa do proventrículo. Em muitos casos, foram também observadas úlceras hemorrágicas na parede intestinal e nas amígdalas cecais. Foram registadas lesões semelhantes por vários investigadores (Beard e Hanson, 1992; Verma, 1994; Jadhav e Siddique, 1999; Singh, 2008; Hadipour *et al.*, 2011; Khan *et al.*, 2011). Os pulmões estavam geralmente congestionados, edematosos e hemorrágicos, o que poderia ser devido a alterações degenerativas e necróticas no endotélio vascular causadas pelo VDN. A traqueíte hemorrágica observada nalguns casos, acompanhada de congestão catarral e exsudados, corrobora achados anteriores (Alexander e Allan, 1974; Verma, 1994; Jadhav e Siddique, 1999; Singh, 2008). As lesões macroscópicas do baço e do rim observadas neste estudo são quase idênticas às descritas por Pazhanivel *et al* (2002), Nakamura *et al* (2008) e Hadipour *et al* (2011), que encontraram rins aumentados, congestionados e inchados com depósitos de urato. A necrose pancreática também foi observada nalgumas aves, o que é consistente com Nakamura *et al.* (2008), que relataram manchas brancas no pâncreas. As lesões dos ovários, que apresentavam alterações edematosas ou degenerativas e hemorrágicas, foram descritas de forma semelhante por Saif (2008).

As alterações microscópicas no trato intestinal incluíam enterite catarral com infiltração de células mononucleares na mucosa e na submucosa, congestão e necrose dos enterócitos intestinais e hemorragia e necrose da mucosa proventricular. Foram descritas alterações semelhantes por numerosos investigadores (Kindark et *al.*, 1996; Younus, 1996; Capua *et al.*, 2002; Pazhanivel *et al.*, 2002). As secções do fígado mostraram alterações quase semelhantes às descritas por Pazhanivel *et al* (2002), que observaram alterações degenerativas no fígado. As amígdalas cecais mostraram hemorragias, infiltração de heterófilos na lâmina própria, depleção linfoide e formação de centros germinais, enquanto o baço mostrou depleção de linfócitos e necrose, confirmando relatórios anteriores (Stevens *et al.*, 1976; Capua *et al.*, 2002; Pazhanivel *et al.*, 2002). As alterações microscópicas nos pulmões e na traqueia observadas no presente estudo são semelhantes às de Pazhanivel *et al* (2002), que encontraram hiperplasia das células linfáticas para-brônquicas associada a hipertrofia das células epiteliais brônquicas, infiltração linfocítica nos pulmões, perda de cílios na traqueia e congestão e hemorragia acentuadas nos alvéolos. As secções do rim revelaram nefrite intersticial, confirmando o relatório de Nakamura *et al* (2008). A encefalite não supurativa, a degeneração neuronal, a gliose e os mantos perivasculares observados em secções do cérebro são consistentes com relatórios anteriores (Gowda e Eswaran, 1992; Kindark *et al.*, 1996; Nakamura *et al.*, 2008).

De 57 homogenatos de amostras combinadas testadas com HA durante o período de estudo, 40 amostras foram positivas, com títulos que variaram de 1:16 a 1:128. O soro hiperimune anti-NDV mostrou uma inibição completa das 4 unidades de hemaglutinação dos vírus em todas as amostras positivas para HA. Os presentes resultados apoiam relatórios anteriores de Haque *et al* (2010) e Khan *et al* (2012), que também confirmaram o NDV através de ensaios HA e HI utilizando vírus isolados de amostras de campo em embriões de galinha.

3. Doença de Marek (MD)

No presente estudo, a incidência mais elevada de MD foi observada em aves com 6-9 semanas de idade, seguidas de 9-12 semanas, não tendo sido registados casos nos outros grupos etários. Esta observação coincide largamente com a de Rajkhowa (2005), que encontrou surtos agudos de MD em frangos de rendimento com mais de 8-9 semanas de idade em Aizawl, Mizoram. De acordo com Nicholls (1984) e Kalyani *et al* (2010), a MD ocorre em frangos com 3-4 semanas de idade ou mais e é mais comum entre as 12 e as 30 semanas de idade, embora também tenham sido descritos surtos às 60 semanas de idade. A morbilidade de 5-10% observada durante o período de estudo apoia as conclusões de Verma *et al* (1988), que registaram uma prevalência de 5,12% de anticorpos anti-MD em Mizoram. No entanto, esta taxa de morbilidade é inferior à de Rajkhowa (2005), que encontrou uma taxa de morbilidade de 25-30% durante um surto agudo de MD em frangos comerciais com mais de 8-9 semanas de idade em Aizawl, Mizoram. A atual taxa de mortalidade de 0,5-2% é também muito inferior à de Gong *et al* (2013), que referiram que a mortalidade na MD grave pode atingir 38,3%. As diferenças nos resultados actuais podem dever-se à estirpe viral envolvida, ao grau de exposição, à idade de exposição, à composição genética do hospedeiro e, além disso, ao estado de vacinação das aves, tal como descrito por muitos investigadores (Biggs *et al.*, 1965; Purchase e Biggs, 1967; Smith e Calnek, 1974; Schat *et al.*, 1981; Schat, 1985).

Os sinais clínicos frequentemente observados durante o período de estudo foram depressão grave, desidratação, emaciação, plumagem eriçada e diarreia amarelo-esbranquiçada, enquanto em algumas aves foi observada ataxia seguida de paralisia unilateral dos membros, levando a uma postura típica com uma perna esticada para a frente e outra a apontar para trás. Estes sinais confirmam relatórios anteriores (Gimeno *et al.*, 1999; Payne e Venugopal, 2000; Gimeno *et al.*, 2001; Rajkhowa, 2005; Musa *et al.*, 2013). A paralisia das pernas, asas e pescoço, olhos cinzentos ou pupilas irregulares, visão prejudicada, cegueira, lesões cutâneas e imunossupressão, observadas em muitos casos, são também descritas por alguns contribuintes (Ficken *et al.*, 1991; Shahzad *et al.*, 2007; Singh *et al.*, 2012). A redução da ingestão de alimentos e água, a perda de peso, a baixa morbilidade e mortalidade e a atrofia grave dos músculos do peito e da coxa observadas no presente estudo estão de acordo com o estudo de Okwor e Eze (2011).

A hipertrofia acentuada do fígado observada na maioria das aves e o fígado acentuadamente aumentado com um aspeto granular no exame post mortem confirmam as conclusões de Hablolvarid (2011) e Gong *et al.* (2013), que observaram a formação de tumores que resultam em hipertrofia difusa e descoloração branca ou acinzentada dos órgãos. Algumas aves apresentaram a formação de tumores viscerais linfóides, nodulares, difusos ou mistos, de tamanho variável, brancos ou cinzentos, firmes e com uma superfície de corte lisa. Foram descritas lesões semelhantes por numerosos investigadores (Fraser *et al.*, 1986; Witter, 1997; Murphy *et al.*, 1999; Rajkhowa, 2005). As lesões grosseiras no baço e no intestino no presente estudo confirmam os achados de Rajkhowa (2005), que encontrou paredes intestinais espessadas em tumores miliares que envolviam o fígado e o baço. O espessamento do proventrículo, observado em algumas aves, também foi encontrado por Musa *et al.* (2013). As lesões dos nervos ciáticos estão de acordo com Murphy *et al.* (1999), Fraser *et al.* (1986) e Duguma *et al.* (2005), que observaram que os nervos em causa (vagal, braquial e ciático) eram pálidos ou acinzentados, duas a três vezes maiores do que o normal e tinham perdido os seus troncos transversais.

A maioria das secções hepáticas apresentava proliferação de células linfáticas pleomórficas no parênquima hepático, substituindo os hepatócitos normais, enquanto se observavam linfoproliferações ao longo do cordão esplénico e focalmente no parênquima, com congestões e pigmentos de hemossiderina. As secções renais também mostraram uma proliferação pleomórfica de células linfáticas no interstício com degeneração do epitélio tubular e hemorragias. As secções pulmonares mostraram uma proliferação linfoide no epitélio bronquiolar com congestão, enquanto as secções intestinais e da amígdala cecal mostraram uma lâmina própria espessada devido à linfoproliferação. Todas estas alterações microscópicas foram observadas de forma semelhante por vários investigadores (Fujimoto *et al.*, 1971; Duguma *et al.*, 2005; Kamaldeep *et al.*, 2007; Balachandran *et al.*, 2009; Fodor *et al.*, 2009; Hablolvarid, 2011; Nabinejad, 2013).

Dos 89 homogenatos de folículos de penas testados com AGPT, 34 amostras (38,20%) foram positivas para o antigénio do VDM. Este resultado é muito inferior ao de Jayalakshmi *et al* (2010), que encontraram 81,67 % de resultados positivos para o antigénio do VDM em folículos de penas de aves mortas utilizando o AGID. Isto pode dever-se à utilização de homogenatos de folículos de penas de todos os casos suspeitos de MD e LL para diferenciação.

4. Leucemia linfocítica (LL)

O presente estudo mostrou que os casos de leucose linfática só ocorreram em aves adultas com mais de 12 semanas de idade, mais frequentemente na altura da maturidade sexual, o que é consistente com Rubin *et al* (1962), Burmester (1971) e Purchase e Burmester (1972), que descrevem que, em surtos de campo, a leucose linfática pode ocorrer em qualquer altura após as 14 semanas, mas que a incidência é mais elevada na altura da maturidade sexual. A percentagem de morbilidade (2-3%) observada durante o atual período de estudo é quase semelhante à de Saif (2008), enquanto a percentagem de mortalidade (1,5-2,4%) é inferior. No entanto, a atual taxa de mortalidade está de acordo com Witter e Johnson (1985), que descrevem que os casos esporádicos de LL ocorrem geralmente em todas as manadas e causam uma mortalidade de cerca de 2-3%. A menor incidência da doença no presente estudo pode dever-se à prevalência da doença infecciosa da bursa nesta região, uma vez que a bursa é necessária como órgão-alvo para a transformação inicial em células linfáticas (Burmester, 1971; Purchase e Burmester, 1972; Saif, 2008).

Os sinais clínicos mais frequentemente observados nas aves com LL durante o período de estudo foram fraqueza, diarreia, desidratação, emaciação, anorexia e garganta pálida, que são semelhantes aos observados por Payne e Venugopal (2000). Foram também observados outros sinais, como um aumento significativo do tamanho da bursa e do fígado à palpação, levando a uma distensão e a um aumento do tamanho do abdómen, e depressão antes da morte, corroborando a descrição de (Saif, 2008). Foi também observada uma redução da produção de ovos em algumas galinhas poedeiras, tal como descrito de forma semelhante por Mohamed *et al.* (2010).

A maior parte das carcaças apresentavam-se gravemente debilitadas e desidratadas, possivelmente devido a anorexia e diarreia durante o curso da doença. O fígado e o baço estavam acentuadamente aumentados, quase com o dobro do tamanho dos órgãos normais. Os rins estavam congestionados, aumentados e com aspeto nodular. Os pulmões estavam congestionados e espessados na maioria dos casos. Estes resultados corroboram as observações de Mathew *et al* (2010), que encontraram alterações semelhantes. Foram encontrados tumores visíveis na superfície do fígado, que era macia, lisa e brilhante. A superfície de corte dos tumores era acinzentada a branco-creme e raramente apresentava áreas de necrose. Foram descritas lesões macroscópicas semelhantes por Payne e Venugopal (2000) e Saif (2008). Em algumas aves, a bursa estava congestionada, alargada e nodular, confirmando o relatório de Cooper *et al* (1968).

No presente estudo, as secções de órgãos viscerais, como o fígado, o baço, os pulmões e os rins, mostraram proliferações de células linfáticas ligeiramente variáveis, que deslocaram e comprimiram as células parenquimatosas dos órgãos. Estas alterações microscópicas confirmam observações anteriores de vários investigadores (Cooper *et al.,* 1968; Cooper, 1982; Payne, 1992; Payne e Venugopal, 2000, Bing-yu *et al.,* 2008; Mathew *et al.,* 2010). Algumas secções renais mostraram congestão, células epiteliais tubulares inchadas e degeneradas e acumulações linfóides no interstício, que também foram relatadas por Huang *et al.* (2013). As secções bursais mostraram uma proliferação linfoide difusa nos folículos, apoiando a descrição de Randall (1985) e Saif (2008). As amígdalas cecais mostraram espessamento da lâmina própria e das vilosidades, o que poderia ser devido à linfoproliferação.

5. Síndrome da hepatite hidropericárdica (SHH)

O presente estudo mostrou que a incidência mais elevada da síndrome de hepatite hidropericárdica foi observada em aves com idades compreendidas entre as 3 e as 6 semanas, enquanto alguns casos foram observados com 6 a 9 semanas de idade e nenhuma ave nos outros grupos etários foi afetada. No presente estudo, as taxas de morbilidade e mortalidade variaram entre 30-45% e 18-35%, respetivamente. Estes resultados são consistentes com relatórios anteriores (Chandra *et al.*, 2000; Rajkhowa, 2002; Balamurugan e Kataria, 2004; Memon *et al.*, 2006). A maior incidência da doença foi observada no verão, seguida da estação das chuvas e da estação do inverno, o que corrobora a descrição de Asthana *et al.* (2012).

Os sinais clínicos frequentemente observados neste estudo foram languidez, depressão e uma postura caraterística com o peito e o bico apoiados no chão e as pálpebras fechadas. Estes sinais são consistentes com descrições anteriores (Howel *et al.*, 1970; Macpherson *et al.*, 1974; McFerran *et al.*, 1976; Asrani *et al.*, 1997). Algumas aves apresentavam diarreia amarelada, dispneia, plumagem enfraquecida e desgrenhada e tinham relutância em mover-se, enquanto algumas aves de engorda bem desenvolvidas e saudáveis apresentavam morte súbita sem mostrar quaisquer sinais. Vários investigadores observaram também sinais clínicos semelhantes (Muneer *et al.*, 1989; Abdul-Aziz e Al-Attar, 1991; Gowda e Satyanarayana, 1994; Voss *et al.*, 1996; Kumer *et al.*, 1997; Rajkhowa, 2002).

O achado post-mortem mais marcante foi, na maioria dos casos, uma acumulação de líquido claro ou cor de palha, aquoso ou gelatinoso no pericárdio, um coração malformado e flácido, descrito de forma semelhante por muitos trabalhadores (Cheema *et al*, 1988; Anjum *et al*, 1989; Abdul-Aziz e Al-Attar, 1991; Gowda e Satyanarayana, 1994; Asrani *et al*, 1997; Kumar *et al*, 1997; Sonawane, 2000; Biswas *et al*, 2002, Rajkhowa, 2002; Memon *et al*, 2006). Fígados inchados, congestionados e frágeis com necrose hepática focal, pulmões congestionados e edematosos e rins pálidos com túbulos salientes foram as outras alterações grosseiras comuns na maioria dos casos. Estes resultados corroboram as observações de relatórios anteriores (Cheema *et al.*, 1989; Abdul-Aziz e Hasan, 1995; Oberoi *et al.*, 1996; Nakamura *et al.*, 1999; Rajkhowa, 2002; Balamurugan e Kataria, 2004; Goyal *et al.*, 2009; Mittal *et al.*, 2011; Sawale *et al.*, 2012; Thakor *et al.*, 2012; Kataria *et al.*, 2013).

Histopatologicamente, as secções do fígado mostraram a presença de corpos de inclusão intranucleares basófilos em hepatócitos com alterações degenerativas, corroborando os achados de Chandra *et al.* (2000), Memon *et al.* (2006), Thakor *et al.* (2012), Sawale *et al.* (2012) e Kataria *et al.* (2013). Algumas secções do fígado mostraram áreas multifocais com necrose coagulativa e hemorragias com infiltração de células mononucleares. Foram registadas observações semelhantes por vários investigadores (Nakamura *et al.*, 1999; Mittal *et al.*, 2011; Sawale *et al.*, 2012; Herdt *et al.*, 2013). Secções do coração de algumas aves mostraram degeneração vacuolar do músculo cardíaco, tal como descrito por Goyal *et al.* (2009). As alterações microscópicas nos pulmões estão de acordo com Nakamura *et al.* (1999), que observaram uma infiltração difusa moderada de macrófagos em todo o parênquima pulmonar.

6. Laringotraqueíte infecciosa (ILT)

No presente estudo, observou-se uma maior incidência de ILT em aves com 3-6 semanas e 69 semanas de idade, seguida de uma menor incidência em aves com 9-12 semanas de idade, enquanto as aves nos grupos etários de 1-3 semanas e mais de 12 semanas não foram afectadas. Este resultado está de acordo com Hitchner e Winterfield (1960), Fahey *et al* (1983) e Bagust *et al* (1986), que descrevem que todos os grupos etários de frangos são afectados, mas que os frangos com mais de 3 semanas de idade são os mais vulneráveis à VFIT. A percentagem de morbilidade (20-40%) e de mortalidade (2-5%) encontrada no presente estudo indica uma forma moderadamente ligeira da doença. Beach (1926) e Hinshaw (1931) descrevem que as formas graves de VITL causam uma morbilidade elevada de 90%-100% e uma mortalidade de 5%-70%, enquanto Pulsford e Stokes (1953), Raggi *et al.* (1961) e Sellers *et al.* (2004) indicam que a forma ligeira pode causar apenas 5% de morbilidade e uma mortalidade muito baixa de 0,1%-2%. No presente estudo, verificou-se que todos os casos da doença ocorreram apenas durante a estação do inverno. Este facto pode dever-se aos ventos secos e fortes e ao clima extremamente frio desta região, que predispõem as aves a este tipo de infeção transmitida pelo ar.

Os sinais clínicos observados nas aves afectadas pela ILT, tais como conjuntivite, corrimento ocular, respiração bucal, pieira, sons respiratórios e expetoração com sangue, são consistentes com relatórios anteriores (Russell, 1983; Zellen *et al.*, 1984; Chacon *et al.*, 2007; Aziz, 2010; Barhoom e Dalab, 2012). Algumas aves apresentaram grande dificuldade em respirar, esticando o pescoço e respirando com dificuldade através do bico aberto, expelindo muco sanguinolento e apresentando uma elevada taxa de mortalidade, enquanto outras apresentaram traqueíte mucosa, sinusite, insensibilidade e uma baixa taxa de mortalidade. Observações semelhantes foram descritas por Srinivasan *et al* (2012) e Hidalgo (2003). Para além dos sinais respiratórios, algumas aves estavam cianóticas antes da morte, confirmando os sinais descritos por (Preis *et al.*, 2013).

As alterações grosseiras tipicamente observadas no presente estudo incluíram traqueíte da mucosa, laringite e hemorragia grave na traqueia, que estava cheia de muco sanguinolento, resultando em obstrução. Alterações semelhantes já foram descritas por vários investigadores (Hidalgo, 2003; Aziz, 2010; Barhoom e Dalab, 2012). Algumas aves apresentavam exsudados mucosos que bloqueavam o lúmen da parte cranial da traqueia e também apresentavam conjuntivite com forte hiperemia, edema e seios nasais com exsudados caseosos. Esses achados corroboram os relatos de Preis *et al* (2013). As alterações observadas nos pulmões no presente estudo estão de acordo com Aziz (2010), que constatou que os pulmões das aves afectadas eram vermelhos e as suas superfícies de corte apresentavam exsudados brancos ou amarelos nas grandes vias respiratórias (brônquios).

A maioria das secções traqueais mostrou uma mucosa fortemente congestionada e hemorrágica, na qual estavam presentes células sinciciais com corpos de inclusão intranucleares, enquanto algumas secções mostraram uma descamação completa da mucosa. A mucosa e a submucosa estavam infiltradas com linfócitos e células plasmáticas. Muitas secções mostraram quantidades variáveis de exsudado, composto por fibrina, heterófilos, células mononucleares inflamatórias, células epiteliais esfoliadas, células sinciciais e glóbulos vermelhos na superfície da mucosa e também no lúmen. Estas alterações microscópicas no presente estudo são consistentes com relatórios anteriores de muitos investigadores (Hinshaw *et al.*, 1931; Seifried, 1931; Russell, 1983; Guy *et al.*, 1992; VanderKop, 1993; Ebrahimi *et al.*, 2001; Hidalgo, 2003; Nair *et al.*, 2008; Aziz, 2010; Srinivasan *et al.*, 2012; Preis *et al.*, 2013). A maioria das secções pulmonares apresentava congestão grave, hemorragia e exsudação serosa no lúmen parabrônquico, enquanto algumas mostravam desorganização do epitélio brônquico primário e secundário. As paredes dos brônquios afectados estavam infiltradas por um grande número de células mononucleares inflamatórias e exsudados. Alterações microscópicas semelhantes foram descritas por Hinshaw *et al* (1931), Seifried (1931), Russell (1983), Ebrahimi *et al* (2001) e Aziz (2010).

RESUMO E CONCLUSÃO(ÕES)

Resumo:

O presente estudo foi efectuado para examinar a prevalência de doenças virais nas aves de capoeira em Mizoram, estudar a sua patologia e, finalmente, diagnosticá-las utilizando técnicas laboratoriais normalizadas. As observações feitas durante o estudo podem ser resumidas da seguinte forma:

Entre março de 2013 e fevereiro de 2014, foram recolhidas 476 carcaças de diferentes explorações avícolas organizadas e não organizadas em Mizoram. Em 208 (43,69%) destes casos, as doenças virais foram diagnosticadas com base na história clínica, na patologia macroscópica, na histopatologia e nas técnicas laboratoriais de rotina. A doença infecciosa da bursa foi a mais comum (15,13%), seguida da doença de Newcastle (8,40%), da doença de Marek (7,14%), da leucemia linfocítica (5,88%), da síndrome de hepatite hidropericárdica (5,04%) e da laringotraqueíte infecciosa (2,10%). A maioria dos casos ocorreu no grupo etário das 3 a 6 semanas (40,38%), seguido dos grupos etários das 6 a 9 semanas (28,84%), mais de 12 semanas (17,30%), 1 a 3 semanas e 9 a 12 semanas (6,73%) nas aves de capoeira. A incidência foi mais elevada durante a estação do inverno, seguida das estações do verão e das chuvas.

Num total de 72 casos, a IBD (15,13%) foi diagnosticada com base na história clínica e na histopatologia macroscópica e confirmada por AGPT com deteção de antigénio viral. A maioria dos casos de IBD ocorreu em aves com idades entre as 3 e as 6 semanas (69,44%), seguidas de aves com idades entre as 1 e as 3 e as 6 e as 9 semanas (13,88%), com morbilidade (3,5-5,4%) e mortalidade (38,5-52,6%). A doença ocorre durante todo o ano, com um pico de incidência durante o inverno, seguido do verão e das estações das chuvas. Os sintomas clínicos característicos observados no presente estudo incluíram languidez, depressão, anorexia, plumagem eriçada e diarreia branco-amarelada ou amarelo-esverdeada. A maioria das aves movia-se com relutância, bicava os seus orifícios e apresentava manchas na plumagem pericloacal contendo urato. Os principais achados post mortem foram uma descoloração escura dos músculos da coxa e do peito com hemorragias frequentes, bursas aumentadas e inchadas com uma acumulação de exsudado espesso e cremoso. Em alguns casos, havia exsudado gelatinoso à volta das bursas e hemorragia das bursas com coágulos sanguíneos. Na maioria dos casos, os rins estavam aumentados, pálidos e inchados. Algumas aves apresentavam obstruções e hemorragias na junção do proventrículo e do estômago. As alterações microscópicas mais marcantes incluíam a depleção linfoide completa nos folículos bursais, levando à formação de quistos cheios de detritos necróticos, heterófilos e hemorragias difusas. No baço, observou-se depleção de linfócitos, congestões e hemorragias focais ou difusas, enquanto as secções renais mostraram degeneração do epitélio tubular e congestões no interstício.

Quarenta casos de doença de Newcastle (8,40%) foram diagnosticados com base na história clínica, na histopatologia macroscópica e na histopatologia, e confirmados pelos testes HA e HI com deteção do antigénio viral. A doença afectou todos os grupos etários de aves, com taxas de morbilidade e mortalidade de 35-50% e 25-35%, respetivamente. A maior incidência foi observada durante a estação do inverno, seguida da estação das chuvas e da estação do verão. Os sintomas mais frequentemente observados foram a depressão, a emaciação e a diarreia esverdeada ou branca. Algumas aves apresentaram edema da cabeça, da face e da laringe, enquanto outras apresentaram torcicolo e paralisia. Algumas aves apresentaram sinais respiratórios, tais como espirros, pieira, corrimento nasal e tosse. As constatações post mortem incluíam hemorragias punctiformes nas pontas das glândulas proventriculares, úlceras hemorrágicas na parede intestinal e nas amígdalas cecais. Nalguns casos, foi observada traqueíte hemorrágica com congestão e exsudados catarrais. O baço estava aumentado, friável e vermelho escuro ou mosqueado, enquanto os rins estavam aumentados, congestionados e inchados com depósitos de urato. As alterações microscópicas significativas eram hemorragias e necrose da mucosa do proventrículo com infiltração de células mononucleares. A amígdala cecal apresentava hemorragias, infiltração de heterófilos na lâmina própria, depleção linfoide e formação de centros germinais. A mucosa traqueal apresentava depósitos com perda de cílios e congestão, enquanto as secções cerebrais mostravam encefalite não supurativa, degeneração neuronal, gliose e mantos perivasculares.

Num total de 34 casos, a doença de Marek (7,14%) foi diagnosticada com base na história clínica e na histopatologia macroscópica e confirmada por AGPT com deteção de antigénio viral. A maioria dos casos ocorreu em aves com idades compreendidas entre as 6 e as 9 semanas (82,35%), seguidas de aves com idades compreendidas entre as 9 e as 12 semanas (17,64%), com taxas de morbilidade e mortalidade de 510% e 0,5-2%, respetivamente. Os sintomas gerais incluíam depressão grave, desidratação, emaciação, plumagem eriçada e diarreia amarelo-esbranquiçada, enquanto algumas aves apresentavam ataxia seguida de paralisia unilateral dos membros, resultando numa postura típica com uma perna esticada para a frente e outra a apontar para trás. As lesões macroscópicas significativas incluíam um aumento significativo do fígado e do baço com um aspeto granular. Formaram-se tumores nodulares, difusos ou mistos de tamanho variável, de cor branca ou cinzenta, com uma superfície de corte firme e lisa. Os nervos ciáticos das aves com paralisia unilateral eram de cor pálida ou acinzentada, duas a três vezes maiores do que o normal e tinham perdido os seus cordões transversais. As alterações microscópicas mais características eram infiltrações de células linfáticas pleomórficas na maioria dos órgãos viscerais, especialmente no fígado e no baço.

Durante o período do presente estudo, foram diagnosticados 28 casos de leucose linfática (5,88%) com base na história clínica, na histopatologia macroscópica e na histopatologia, em aves adultas com mais de 12 semanas de idade, com taxas de morbilidade e mortalidade de 2-3% e 1,5-2,4%, respetivamente. Os principais sinais clínicos foram fraqueza, diarreia, desidratação, perda de peso, anorexia, garganta pálida e barriga inchada devido ao aumento das bursas e do fígado. As lesões macroscópicas significativas incluíam um aumento significativo do tamanho do fígado e do baço, que eram quase o dobro do tamanho dos órgãos normais. Algumas aves apresentavam tumores visíveis na superfície do fígado, que eram macios, lisos e brilhantes; uma superfície de corte apresentava um aspeto acinzentado a branco-creme e raramente apresentava áreas de necrose. O exame microscópico dos órgãos viscerais, como o fígado, o baço, os rins, os pulmões, etc., revelou aglomerados de grandes células linfáticas de tamanhos ligeiramente diferentes, mas todas no mesmo estádio inicial de desenvolvimento. As secções da bursa mostraram uma proliferação linfoide difusa entre os folículos e também infiltração nos folículos bursais, enquanto algumas secções mostraram congestão grave e rarefação dos folículos.

Foram diagnosticados 24 casos de síndrome de hepatite hidropericárdica com base na história clínica, na anatomia macroscópica e na histopatologia, tendo-se verificado que as aves eram afectadas com 3-6 semanas de idade (83,33), enquanto alguns casos foram observados com 6-9 semanas de idade (16,66), com taxas de morbilidade e mortalidade de 30-45% e 18-35%, respetivamente. A maioria dos casos ocorreu no verão, seguido das estações das chuvas e do inverno. As aves afectadas apresentavam-se aborrecidas, deprimidas e exibiam uma postura caraterística com o peito e o bico apoiados no chão e as pálpebras fechadas, enquanto algumas apresentavam diarreia amarelada, dispneia, plumagem enfraquecida e desgrenhada e dificuldade em mover-se. As lesões macroscópicas mais características são a acumulação de líquido aquoso ou gelatinoso, transparente ou cor de palha, no pericárdio e um coração disforme e flácido. Os fígados estavam inchados, congestionados e frágeis, com necrose hepática focal. As alterações microscópicas mais marcantes eram a presença de corpos de inclusão intranucleares basófilos nos hepatócitos com alterações degenerativas. As secções cardíacas mostraram uma degeneração granular ou vacuolar acentuada do músculo cardíaco.

No presente estudo, apenas 10 casos de laringotraqueíte infecciosa (2,10%) puderam ser diagnosticados com base na história clínica, no exame macroscópico e na histopatologia. As aves com mais de 3 semanas de idade foram as mais afectadas (40,00%), com 3-6 e 6-9 semanas de idade, seguidas de 9-12 semanas (20,00%), com taxas de morbilidade e mortalidade de 20-40% e 2-5%, respetivamente. Todos os casos ocorreram apenas durante o inverno, e não durante o verão ou a estação das chuvas. Os sinais característicos observados durante o estudo incluíram conjuntivite, corrimento ocular, respiração bucal, pieira, estertores respiratórios e hemoptise, enquanto algumas aves mostraram grande dificuldade em respirar, esticando o pescoço e respirando com dificuldade através do bico aberto, expelindo muco sanguinolento e tendo uma elevada taxa de mortalidade, enquanto algumas aves mostraram traqueíte mucosa, sinusite, imobilidade e uma baixa taxa de mortalidade. As lesões macroscópicas mais marcantes foram a traqueíte mucoide, a laringite e hemorragias graves na traqueia, que estava cheia de muco sanguinolento, levando à obstrução. As alterações microscópicas mais marcantes eram congestões e hemorragias graves da mucosa traqueal, que revelavam a presença de várias células sinciciais com corpos de inclusão intranucleares no epitélio, enquanto as secções mostravam uma descamação completa da mucosa traqueal com infiltração de linfócitos e células plasmáticas.

Conclusão(ões)

Com base nos estudos disponíveis sobre a prevalência de doenças virais aviárias em Mizoram, as suas alterações patológicas e o seu diagnóstico, pode concluir-se que -

1. Seis doenças virais, nomeadamente IBD, ND, MD, LL, HHS e ILT, foram detectadas em Mizoram entre março de 2013 e fevereiro de 2014.
2. A incidência mais elevada foi a IBD (15,13%), seguida da ND (8,40%), MD (7,14%), LL (5,88%), HHS (5,04%) e ILT (2,10%).
3. A maioria dos casos foi registada no grupo etário das 3 a 6 semanas (40,38%), seguido dos grupos etários das 6 a 9 semanas (28,84%), mais de 12 semanas (17,30%), 1 a 3 semanas e 9 a 12 semanas (6,73%).
4. As doenças foram mais frequentes no inverno do que no verão e durante a estação das chuvas.
5. Podem ser efectuados estudos mais pormenorizados para detetar agentes virais e genotipá-los utilizando técnicas moleculares.

REFERÊNCIAS

1) Abdul-Aziz TA, Al-Attar MA (1991). Nova síndrome em pintos iraquianos. *Registo Veterinário* 129, 272.

2) Abdul Aziz TA, Hasan SY (1995). Síndrome hidropericárdico em frangos de carne: sua natureza contagiosa e patologia. *Res Vet Sci 59: 219-221.*

3) Abro S (2013). Caracterização molecular e deteção do vírus da bronquite infecciosa. Tese de doutoramento apresentada à Universidade Sueca de Ciências Agrícolas, Uppsala.

4) Ajinkya SM, Survashe BD, Sardeshpande PD (1980). Colapso da imunidade contra a doença de Ranikhet (doença de Newcastle) com a doença infecciosa da Bursa (doença de Gumboro) em pintos de engorda. *Indian Vet J* 57: 265-269.

5) Albassam MA, Winterfield RW, Thacker HL (1986). Comparação da nefropatogenicidade de quatro estirpes do vírus da bronquite infecciosa. *Avian Dis* 30: 468-476.

6) Aldous EW, Mynn JK, Banks J, Alexander (2003). A molecular epidemiological study of avian paramyxovirus type 1 (Newcastle disease virus) isolates by phylogenetic analysis of a partial nucleotide sequence of the fusion protein gene. *Avian Pathol* 32: 239-357.

7) Alexander DJ (1988). Newcastle disease: Methods of spread. In: Alexander ED (ed) Norwell, UK, Kluwer Academic, pp. 256-272.

8) Alexander DJ (2003). Newcastle disease, other avian paramyxoviruses and pneumovirus infections (Doença de Newcastle, outros paramixovírus aviários e infecções por pneumovírus). In: Saif Y, Barnes JH, Glisson JR, Fadly AM, McDouglad LR, Swayne DE (eds) Diseases of Poultry, 11th edn. Iowa State University Press, Ames, EUA, *p.* 63-99.

9) Alexander DJ (2011). Doença de Newcastle na União Europeia 2000-2009: revisão. *Avian Pathol* 40(6): 547-558.

10) Alexander DJ, Allan WH (1974). Pathotypes of Newcastle disease virus. *Avian Pathol* 3: 269-278.

11) Al-Habeeb MA, Mohamed MHA, Sharawi S (2013). Deteção e caraterização do vírus da doença de Newcastle em amostras clínicas por RT-PCR em tempo real e análise da curva de fusão com base na amplificação de genes modelo e de fusão. *Mundo Veterinário* 6(5): 239-243.

12) Alkhalaf AN (2009). Deteção de diferentes estirpes do vírus da doença infecciosa da bursa em bandos de frangos na Arábia Saudita através do ensaio de imunoabsorção enzimática com captura de antigénio. *Pakistan Vet J* 29(4): 161-164.

13) Anjum AD, Sabri MA, Iqbal Z (1989). Síndrome de hidropericardite em frangos de carne no Paquistão. *Vet Rec* 124: 247-248.

14) Anónimo (1992 e 2003). Livestock Census, Department of Animal Husbandry and Dairy, Ministério da Agricultura, Governo da Índia, Nova Deli.

15) Anónimo (2010). Manual estatístico Mizoram o 18th Recenseamento Quinquenal da Pecuária 2007.

16) Anónimo (2014). Sector das aves de capoeira na Índia, Poulty fest 2013. Key2green pvt ltd. http://www.poultryfest.in/Poultryfest/php. Acedido em 15 de

julho de 2013
17) Arifin MA, Salim SH, Mel M, Abdul Karim MI, Hassan SS (2011). Otimização da produção do vírus da doença de Newcastle em balões em T. Actas da 2ª Conferência Internacional sobre Engenharia Biotecnológica, ICBioE'11 17-19 de maio, Kuala Lumpur, Malásia, ISBN: 978-983-42978-3-1.

18) Ashraf A, Shah MS (2014). Doença de Newcastle: situação atual e desafios futuros para os países em desenvolvimento. *Jornal Académico* 8(5): 411-416.

19) Asrani RK, Gupta BK, Sharma SK, Singh SP, Katoch RC (1997). Síndrome de hepatopatia hidropericárdica em aves de capoeira asiáticas. *Registo Veterinário* 141: 271-273.

20) Asthana M, Chandra R, Kumar R (2012). Síndrome hidropericárdica: estado atual e desenvolvimentos futuros. *Arch Virol* 157(12).

21) Aziz T (2010). Laringotraqueíte infecciosa (ILT) em frangos de carne. *World Poultry* 25(6).

22) Babiker MAA, Yahia IE, Nora K, Tawfeeg EM (2008). Estudos de nove efectivos infectados com o vírus da doença infecciosa da bursa (IBDV) no Estado de Cartum, Sudão. *International J Poult Sci* 7 (3): 285-288.

23) Bagust TJ, Calnek BW, Fahey KJ (1986). Gallid-1 herpesvirus infection in the chicken. 3. Reintrodução da patogénese da laringotraqueíte infecciosa na doença respiratória aguda e pós-aguda precoce. *Avian Dis* 30: 179-190.

24) Bagust TJ, Jones RC, Guy JS (2000). Infectious laryngotracheitis in birds. *Rev Sci Tech* 19: 483-492.

25) Balachandran C, Pazhanivel N, Vairamuthu S, Manohar BM (2009). Doença de Marek e leucemia linfoide em galinhas - um estudo histopatológico. *Tamilnadu J. Vet & Animal Sci* 5 (4): 167-170.

26) Balamurugan V, Kataria JM (2004). Hydropericardial syndrome in poultry - a current scenario. *Vet Res Commun* 28(2): 127-48.

27) Balamurugan V, Kataria JM (2006). Doenças virais imunossupressoras não ocogénicas de importância económica nos frangos - situação atual. *Vet Res Commun* 30(5): 541-66.

28) Bancroft JD, Stevens A (1980). Theory and practice of histological technique. Churchill Livingstone, Nova Iorque, p. 89.

29) Barathidasa R, Singh SD, Kumar MA, Desingu PA, Palanivelu M, Singh M, Dhama K (2013). Surtos repetidos de doença bursal infecciosa (IBD) em uma granja de galinhas poedeiras causada pelo vírus IBD altamente virulento (vvIBDV) na Índia: patologia e análise molecular. *Jornal do Sul da Ásia de Biologia Experimental* 3 (40).

30) Barhoom S, Dalab AE (2012). Diagnóstico molecular do surto explosivo de laringotraqueíte infecciosa (ILT) por reação em cadeia da polimerase na Palestina. Actas da Décima Primeira Conferência Científica Veterinária, pp. 104-109.

31) Baxendale W (2002). The Birnaviridae. In: Poultry Disease edited Jordan F, Pattison M, Alexander D, Faragher T(eds) 5th edition, W.B. Saunders, pp 319-323.

32) Bayry J, Goudar MS, Nighot PK, Kshirsagar SG, Ladman BS, Jr JG, Ghalsasi GR, Kolte GN (2005) Emergência de um vírus nefropatogénico da bronquite

infecciosa aviária com um novo genótipo na Índia. *J de Microbiologia Clínica* 43(2): 916-918

33) Beach JR (1926) Infectious bronchitis in chickens (Bronquite infecciosa em galinhas). *J Am Vet Med Assoc* 68: 570580

34) Beard CW, Easterday BC (1967). A influência da via de administração do vírus da doença de Newcastle na resposta do hospedeiro. *J Infect Dis* 117 : 55-70

35) Beard CW, Hanson RP (1984) New Castle Disease. In:Hofstad MS, Barnes HJ, Calnek BW, Reid WM, Yoder (ed) Disease of Poultry,8th ed. Iowa State University Press, Ames, IA, p. 452-470

36) Beard CW, Hanson RP (1992) New Castle Disease In: Disease of Poultry 9th edition pp 452-467. editado por Calnek BW, Barnes HJ, Beard CW, Reid WM, Yoder HW Jr. Iowa State University Press Maes, Iwa-50010.

37) Benton WJ, Cover MS (1957). The increased incidence of visceral lymphomatosis in broilers and replacement birds (O aumento da incidência de linfomatose visceral em frangos de carne e aves de substituição). *Avian Dis* 1: 320-327

38) Benton WJ, Cover MS, Rosenberger JK (1967) Studies on the transmission of the infectious agent of bursal disease (IBA). *Avian Dis* 11: 430-438

39) Bhaiyat MI, Ochiai K, Itakura C, Islam MA, Kida H (1994) Brain lesions in young broilers naturally infected with a mesogenic strain of Newcastle disease virus. *J Avian Pathol* 23(4): 693-708

40) Bhatia S (2010) Laboratório de Alta Segurança para as Doenças dos Animais, Bhopal http://hsadl.nic.in/researchmilestones.htm. Acedido em 4 de abril de 2014

41) Biggs PM (1968) A doença de Marek: estado atual dos conhecimentos. *Current Tropics in Microbiology and Immunology* 43: 93-125

42) Biggs PM (1985) Distribution of Marek's disease (Distribuição da doença de Marek). Em: Payne LN(ed), Marek's disease, Martinus Nijhoff, Boston, p. 329-340

43) Biggs PM, Purchase HG, Bee BR, Dalton PJ (1965) Preliminary report on acute Marek's disease (fowl paralysis) in Great Britain. *Vet Rec* 77 : 13391340

44) Bing-yu CAO, Bi-jun ZHOU, Kai-gong WANG, De-sheng WANG, Kai-zhi SHI, Jian-bao HAN(2008) Observação patológica e deteção por RT-PCR da leucose linfoide em aves de capoeira. *J Mountain Agri e Bio* 04

45) Biswas PK, Sil BK, Farvque R, Ahmed S, Biswas D, Chowdhary S (2002) Adenovirus-induced hydropericardial hepatitis syndrome in laying hens in Chittagong, Bangladesh. *Pakistan J Biological Sci* 5(9): 994-996

46) Bos R (2009) Infectious bronchitis in parents - early protection is important. Ross Tech Note, www.aviagen.com8

47) Brown TP, Glisson JR, Rosales G, Villegas P, Davis RB (1987) Studies of avian urolithiasis associated with an infectious bronchitis virus. *Avian Dis* 31 : 629-636

48) Burmester BR (1971) Leukosis/sarcoma group viruses. Em Gordon RF e Freeman BM (ed) Poultry Diseases and world Economy, Edinburgh British Poultry Sci pp 135-152

49) Butcher GD, Miles RD (2012) Doença Infecciosa da Bursa (Gumboro) em

frangos de carne comerciais. Instituto de Ciências Alimentares e Agrícolas, Universidade da Flórida http://edis.ifas.ufl.edu

50) Calnek BW (1972) Effects of passive antibodies on the early pathogenesis of Marek's disease (Efeitos dos anticorpos passivos na patogénese inicial da doença de Marek). *Infeção e Imunidade* 6: 193-198

51) Calnek BW (1986) Marek's disease: a model for herpesvirus oncology (Doença de Marek: um modelo para a oncologia do herpesvírus). CRC Critical Reviews in Microbiology 12: 293-320

52) Calnek BW (1991) Newcastle disease. In: Diseases of Poultry, Barnes HJ, Beard CW, Reid WM, Yoder HW (9th ed.). Iowa State University Press, Ames, Iowa-50010, p. 504-505

53) Calnek BW, Barmes JH , Beard CW, Reid WM, Yodar HWJr (1992) Disease of Poultry 9th edition Iowa state University Press, Amen, Iowa-50010, pp 259-261, 452-467, 566-575

54) Calnek BW, Harris RW, Buscaglia C, Schat KA, Lucio B (1998) Relationship between immunosuppressive potential and pathotypes of Marek virus isolates. *Avian Dis* 42: 124-132

55) Cao W, Mays J, Dunn J, Fulton R, Silva R, Fadly A (2013) Utilização da reação em cadeia da polimerase na deteção dos vírus da doença de Marek e da reticuloendoteliose em tecido tumoral fixado em formalina e incluído em parafina. *Avian Dis* 57(4): 785-789

56) Capua I, Pozza MD, Mulinelli F, Marangon S, Terregino C (2002) Surtos de doença de Newcastle em Itália em 2000. *Vet Record* 150 : 565-568

57) Cavanagh D (2007) Coronavirus - vírus da bronquite infecciosa aviária. *Vet Res* 38: 281-297

58) Cavanagh D, Mawditt K, Britton P, Naylor CJ (1999) Longitudinal field studies of infectious bronchitis virus and avian pneumovirus in broilers using type-specific polymerase chain reactions. *Avian Pathol* 28(6)

59) Cavanagh D, Naqi S (2003) Infectious Bronchitis, In: Saif YM, McDougald LR, Fadly AM, Glisson JR, Nolan LK, Swayne DE (Eds). Diseases of Poultry, 11th edn. Iowa State University Press. Ames, IA, p. 101-119

60) Chacon JLV Brandao PEB, Villarreal LYB, Gama NM, Ferreira AJP (2007) Investigação da epidemia de laringotraqueíte infecciosa em galinhas poedeiras e diagnóstico diferencial com outros patógenos do trato respiratório. *Rev Bras Cienc Avic* 9 (1)

61) Chandra R, Shukla SK, Kumar M (2000) Hydropericardial syndrome and inclusion body hepatitis in domestic poultry. *Tropical Anim Health and Prod* 32(2): 99-111

62) Chaka H, Goutard F, Gil P, Abolnik C, Almeida R, Bisschop SPR, Thompson PN (2013) Investigação serológica e molecular da doença de Newcastle em aves de capoeira domésticas e mercados associados na zona de East Shewa, Etiópia. *Trop Anim Health Prod* 45: 705-714

63) Chang PC, Lee YL, Shien JH, Shieh HK (1997) Rapid differentiation of vaccine strains and field isolates of infectious laryngotracheitis virus by restriction fragment length polymorphism of PCR products. *J Virol Methods* 66:179-186

64) Chang PW (1981) Newcastle disease. In: Beran GW(ed), CRC Handbook Series

in Zoonoses. Secção B: Zoonoses Virais Volume II. Crc Press: Baton Raton, p. 261-274

65) Charlton BR (1996) Avian Disease Manual 4th 1996, Associação Americana de Patologistas Aviários, Universidade da Pensilvânia

66) Cheema AH, Afzal M, Ahmad J (1988) Studies on the causation of hydropericardium syndrome in Pakisatn. Actas de um seminário nacional sobre a síndrome de hidropericárdio em galinhas no Paquistão. Rawalpindi, Paquistão, p. 41-48

67) Cheema AH, Ahmad J, Afzal M (1989) Uma infeção por adenovírus em aves de capoeira no Paquistão. *Rev Sci Tech Off Int Des Epizoot* 8: 789-795

68) Cheville NF (1967) Studies on the pathogenesis of Gumboro disease in the bursa of Fabricius, omentum and thymus of the chicken. *Am J Pathol* 51 : 527551

69) Chew PH, Wakenell PS, Farver TB (1997) Patogenicidade do vírus da bronquite infecciosa atenuada no oviduto de galinhas expostas in ovo. *Avian Dis* 41: 598-603

70) Cho BR, Kenzy SG (1975) Virological and serological examination of zoo birds for Marek's virus infection. *Infect Immun* 11: 809-814

71) Cho KO, Endoh D, Qian JF, Ochiai K, Onuma K, Itakura C (1998) Lesões do sistema nervoso central causadas experimentalmente por uma estirpe altamente virulenta do vírus de Marek em galinhas resistentes ao vírus de Marek. Avian Pathology 25: 512-343

72) Chowdhury EH, Islam MR, Das PM, Dewan ML, Khan MSR (1996) Acute infectious bursal disease in chickens: pathological observation and virus isolation. *AJAS* 9(4): 465-469

73) Clark DP, Dougherty RM (1980) Detection of avian oncovirus group-specific antigens by the enzyme-linked immunosorbent assay. *J Gen Virol* 47(2): 28391

74) Clavijo A, Nagy E (1997) Differentiation of infectious laryngotracheitis virus strains by polymerase chain reaction. *Avian Dis* 41: 241-246

75) Clemmer DI (1972) Age-related changes in fecal shedding patterns of orphan hen embryo lethal virus strain 93 in chicks. *Infect Immun* 5: 60-64

76) Cook JKA (1974) Propagação de um adenovírus aviário (vírus CELO) em galinhas não vacinadas. *Res Vet Sci* 16 : 156-161

77) Cooper GM (1982) Transformation genes of chicken bursal lymphoma. *J Cell Physio Suppl* 1: 209-212

78) Cooper MD, Payne LN, Dent PB, Burmester BR, Good RA(1968) Pathogenesis of Avian Lymphoid Leukosis, Histogenesis. *JNCI J* 41(2): 373389.

79) Cosgrove SD (1962) An apparently new disease in chickens - avian nephrosis. *Avian Dis* 6: 385-389

80) Cowen BS (1992) Hepatic inclusion body anaemia and hydropericardial syndromes: aetiology and control. World's Poult Sci J 48: 247-254

81) Cowen BS, Wideman RF, Rothenbacher H, Braune MO (1987) An outbreak of avian urolithiasis on a large commercial egg farm. *Avian Dis* 31 : 392-397

82) Crawshaw GJ, Boycott BR (1982) Infectious laryngotracheitis in peacocks and pheasants. *Avian Dis* 26: 397-401

83) Crinion RAP (1972) Egg quality and production after exposure to infectious bronchitis virus at one day of age. *Poult Sci* 51: 582-585

84) Crinion RAP, Hofstad MS (1972) Patogenicidade de quatro serótipos do vírus da bronquite infecciosa aviária no oviduto de galinhas jovens de diferentes idades. *Avian Dis* 16: 351-363

85) Crittenden LB, McMahon S, Halpern MS, Fadly AM (1987) Embryonic infection with endogenous Rous-associated avian leukosis virus-O alters responses to infection with exogenous avian leukosis virus. *J Virol* 61: 722-5

86) Cumming RB (1963) Avian infectious nephrosis (uraemia) in Australia. *Aust Vet J* 39:145-147

87) Das SB, Verma KC, Panisup, Katana JM (1981) Pathogenicity of a field isolate of infectious bursal disease virus in chicken. *Indian J Vet Pathol* 15: 21-25

88) Das SK, Khan MSR, Das M (2009) Seroprevalência de bronquite infecciosa em galinhas no Bangladeche. *Bangl J Vet Med* 7(1): 249-252

89) Davidson I, Borenstein R (1999) Multiple infection of chickens and turkeys with avian oncogenic viruses: prevalence and molecular analysis. *Ata Virol* 43(2-3): 136-42

90) De Wit JJ (2000) Deteção do vírus da bronquite infecciosa. Informações Lohmann 23

91) Dey PP, Niyogi D, Sarkar S, Singh YD, Patra NC, Mukhopadhayay SK (2009) Study on incidence of diseases in meat-type birds in and around Kolkata. *J. Interacad* 13 (4): 477-48

92) Dhanutha NR, Reddy MR, Rao SSL (2012) Evidência do subgrupo E do vírus da leucose aviária e do vírus aviário endógeno nas vacinas contra a doença de Marek derivadas de fibroblastos de embriões de galinha. *International J of Anim and Vet Advances* 4(6): 363-369

93) Diel DJ, Susta L, Garcia SC, Killian ML, Brown CC, Miller PJ, Afonso CL (2012) Genoma completo e caraterização clinicopatológica de um isolado virulento do vírus da doença de Newcastle da América do Sul. *J Clin Microbiol* 50(2) : 378-387

94) Dohms JE, Lee KP, Rosenberger JK (1981) Changes in plasma cells in the Harderian gland after infection of hens with infectious borreliosis virus. *Avian Dis* 25: 683-695

95) Duguma R, Yami A, Dana N, Hassen F, Estatu W (2005) Marek's disease in local Ethiopian chicken strains criated under a confined management regime in central Ethiopia. *Revue Med Vet* 156(11) : 541-546

96) Dutta B, Santosh H, Saxena SC (2007) Natural outbreaks of infectious bursal disease (IBD) in Vanaraja birds in Meghalaya. *Indian J of Vet Pathol* 31(1): 78

97) Ebrahimi MM, Shahsavandi S, Pourbakhsh SA, Gholami MR (2001) Epidemia de laringotraqueíte infecciosa após vacinação numa manada de leitões. *Arch Razi Ins :* 52

98) Eck JHH (1983) Effects of experimental infection of hens with EDS'70, infectious bronchitis virus and hen hen adenovirus on laying performance. *Vet Q* 5: 11-25

99) Elmubarak AK, Sharma JM, Witter RL, Nazerian K, Sanger VL (1981) Indução de linfoma e antigénios tumorais pelo vírus de Marek em perus. *Avian Dis* 25: 911-926

100) Fadly AM (2000) Isolamento e identificação de vírus da leucose aviária: uma

panorâmica geral. *Avian Pathol* 29 : 529-535

101) Fadley AM, Nazerian K (1983) Pathogenesis of infectious Bursa disease in chickens infected with the virus at different ages. *Avian Dis* 27: 714-723

102) Fadly AM, Witter RL (1998) Oncornavirus: leukosis/sarcoma and reticuloendotheliosis. In: Swayne DE, Glisson JR, Jackwood MW, Pearson JE, Reed W (eds.), A laboratory manual for isolation and identification of avian pathogens. American Association of Avian Pathologists, Kennett Square, p. 185-196.

103) Fahey KJ, Bagust TJ, York JJ (1983) Laryngotracheitis herpesvirus infection in the chicken: the role of humoral antibody in immunity to a graded challenge infection. *Avian Pathol* 12: 505-514

104) Farooq M, Durrani FR , Imran N, Durrani Z, Chand N (2003) Prevalência e perdas económicas devidas à doença infecciosa da bursa em frangos de carne nos distritos de Mirpur e Kotli, em Caxemira. *International J of Poultry Sci* 2(4): 267-270

105) Fatima T, Attrassi B, Yahia KIS, Belghyti D (2013) Deteção do vírus da doença infecciosa bursal em amostras clínicas em Marrocos através do ensaio de imunodifusão em gel de ágar e da reação em cadeia da polimerase com transcrição reversa. *IJPBSRD* 1(3): 2347-4785

106) Fatunmbi OO, Adene DF (1986) A Ten year Prevalence Study of Marek's Disease and Avian Leukosis at Ibadan, Nigeria. *Ata Vet Brno* 55 : 49-53

107) Feng J, Hu Y, Ma Z, Yu Q, Zhao J, Liu X, Zhang G (2012) Vírus da bronquite infecciosa aviária virulenta, República Popular da China. Doenças infecciosas emergentes www.cdc.gov/eid 18(12)

108) Ficken MD, Nasisse MP, Boggan GD, Guy JS, Wages DP, Witter RL, Rosenberger JK, Nordgren RM (1991) Marek's disease virus isolates with unusual tropism and virulence for ocular tissues: clinical findings, challenge studies and pathological features. *Avian Pathol* 20: 461-474

109) Fletcher OJJ, Eidson CS, Page RK (1971) Patogénese da doença de Marek induzida em frangos por exposição de contacto a um isolado GA. *American J Vet Research* 32: 1407-1416

110) Fodor I, Coman M, Catana (2009) Um surto de doença de Marek em frangos de carne: aspectos epidemiológicos, clínicos e patológicos. Lucrari Stiiniifice Medicina Veterinara XLII (1)

111) Fraser CM, Mays A, Amstutz HE (1986) Diseases of poultry (Doenças das aves domésticas). Em: Fraser CM, Asa Mays eds. Merck Veterinary Manual. 6th ed. Nova Jersey: Merck And Co, p. 1271-1273

112) Fujimoto Y, Nakagawa M, Okada K (1971) Pathological studies of Marek's disease: histopathology on field cases in Japan. *Jap J Vet Res* 19: 7-26

113) Gaba A (2004) Isolamento do vírus da doença infecciosa da bursa (IBDV) em cultura celular, deteção e caraterização por RT-PCR / análise SSCP. Tese de mestrado, apresentada ao Department of Veterinary Microbiology, College of Veterinary and Animal Husbandry Sciences, Anand Agricultural University - 388 001, Gujarat State (Índia)

114) Ganesan PI, Appaji RVN, Karunakaran K, Elankumaran S, Ramkrishna J (1990) Diagnóstico da borreliose infecciosa por deteção de antigénios virais. *Cheiron*

19: 205-208

115) Ganesh K, Suryanarayana VVS, Raghawa R (2002) Deteção do adenovírus das galinhas associado à síndrome da hepatite hidropericárdica por reação em cadeia da polimerase. *Vet Research Communications* 26 : 73-80

116) Ganguly S (2013) Infectious Bursal Disease in Poultry: Insights into the influence of breed, sex, age and seasonal variation on disease occurrence. *UJPBS* 01(01): 1-2

117) Gao Y, Yun B, Qin L, Pan W, Qu Y, Liu Z, Wang Y, Qi X, Gao H, Wang X (2012) Epidemiologia molecular do subgrupo J do vírus da leucose aviária em flocos de fraldas na China. *J Clin Microbiol* 50(6): 2183

118) Gimeno IM, Witter RL, Hunt HD, Reddy SM, Neumann U (2001) Differential attenuation of Marek's disease virus induction of transient paralysis and persistent neurological disease: a model for pathogenesis studies. *Avian Pathol* 30: 397-410

119) Gimeno IM, Witter RL, Reed WM (1999) Four neurological syndromes in Marek's disease: effect of viral strain and pathotypes. *Avian Dis* 43: 721-737

120) Girling S (2003) Diagnosis and management of viral diseases in psittacine birds, *In Pract* 396-407

121) Gong Z, Zhang L, Wang J, Chen L, Shan H, Wang Z, Ma H (2013) Isolamento e análise de uma estirpe altamente virulenta do vírus da doença de Marek na China. *Jornal de Virologia* 10 : 155

122) Gowda RNS, Eswaran R (1992) Ranikhet disease in pigeons: clinical and pathological studies. *Indian J Vet Patient* 16(2): 95-97

123) Gowda RNS, Satyanarayana ML (1994) Hydropericardial syndrome in poultry. *Indian J Vet Pathol* 18 : 159-161

124) Gowthaman V, Singh SD, Dhama K, Barathidasan R, Anjaneya, Ramakrishna n MA (2011) Patologia e diagnóstico molecular da infeção pelo vírus da doença de Newcastle em criadores de frangos de carne. *Indian J Vet Pathol* 35(2): 168-170

125) Goyal D, Singh A, Sood N, Gupta K, Sood NK (2009) Pathological changes in naturally occurring inclusion body hepatitis and hydropericardial syndrome in poultry. *Indian J Vet Pathol* 33(1): 105-106

126) Guy JS, Barnes HJ, Smith LG (1992) Rapid diagnosis of infectious laryngotracheitis using a monoclonal antibody-based immunoperoxidase procedure. *Bird Pathology* 21: 77-86

127) Hablolvarid MH (2011) Investigação da incidência da doença de Marek em bandos de frangos de carne em áreas seleccionadas da província de Teerão, Irão. Arquivos do Instituto Razi 66(2): 109-114

128) Hadipour MM, Habibi GH, Golchin P, Hadipourfard MR, Shayanpour N (2011) The Role of Avian Influenza, Newcastle Disease and Infectious Bronchitis Viruses during the Respiratory Disease Outbreak in Commercial Broiler Farms of Iran. *International J Anim Vet Advances* 3(2): 69-72

129) Haque MH, Hossain MT, Islam MT, Zinnah MA, Khan MSR, Islam MA (2010) Isolamento e deteção do vírus da doença de Newcastle a partir de surtos no terreno em frangos de carne e galinhas poedeiras através da reação em cadeia da polimerase com transcrição reversa. *Bangl J Vet Med* 8 (2): 87-92

130) Hasan AKMR, Ali MH, Siddique MP, Rahman MM, Islam MA (2010) Diagnóstico clínico e laboratorial da doença de Newcastle e da doença infecciosa

da bursa em galinhas. *Bangl J Vet Med* 8(2): 131 - 140

131) Helmboldt CF, Garner E (1964) Experimentally induced Gumboro disease (IBA). *Avian Dis* 8: 561-575

132) Henry CW, Brewer RN, Edgar SA, Gray BW (1980) Studies on infectious bursal disease in chickens. Evaluation of microscopic lesions in the bursa of Fabricius and thymus of Leghorns experimentally infected with Bursa infectious disease virus. *Poultry Sc* 59 : 1006-1007

133) Herdt PD, Timmerman T, Defoort P, Lycke K, Jaspers R (2013) Fowl Adenovirus infections in Belgian broilers: a ten-year survey. *Vlaams Diergeneeskundig Tijdschrift* 82 (*Jornal Flamengo de Genética*)

134) Hidalgo H (2003) Laringotraqueíte infecciosa: uma revisão. *Brazilian Poultry Review* 5 (3): 157-168

135) Hinshaw WR (1931) A survey of infectious laryngotracheitis of fowls. *Calif Agric Exp Snt Bull* 520:1-36

136) Hinshaw WR, Jones EE, Graybill HW (1931) A study of mortality and egg production in flocks affected with laryngotracheitis. *Poult Sci* 10: 375-382

137) Hirpurkar SD (1995) Isolamento do vírus da doença infecciosa da bursa (IBDV), comparação com estirpes vacinais e eficácia de diferentes regimes de vacinação em pintos imunizados passivamente. Tese de doutoramento, Universidade Agrícola de Gujarat, Sardar Krushinagar

138) Hitchner SB, Winterfield RW (1960) Procedure for revaccination against infectious laryngotracheitis. *Avian Dis* 4: 291-303

139) Hofstad MS (1984) Avian infectious bronchitis. Em Hofsted MS, Barnes HJ, Calnek BW, Reid WM e Yoder HW, Jr (eds.), Diseases of Poultry (8th Ed), Iowa State University Press, Ames, pp 429-443.

140) Homer BL, Butcher GD, Miles RD, Rossi AF (1992) Subclinical infectious Bursen's disease on an integrated chicken production farm. *J Vet Diagn Invest* 4: 406-411

141) Howell J, McDonald DW, Christian RG (1970) Inclusion body hepatitis in chickens. *Can Vet J* 11: 99-101

142) Huang JQ, Xin JK, Mao C, Zhong F, Chai JQ (2013) Co-infeção do vírus da leucose aviária e *Salmonella pullorum* com erradicação temporária em criadores de frangos chineses locais "Shouguang". *Pak Vet J* 33(4): 428-432

143) Hudson CB, Beaudette FR (1932) The susceptibility of pheasants and a pheasant bantam cross to the virus of infectious bronchitis. *Cornell Vet* 22 : 70-74

144) Hughes CS, Jones RC (1988) Comparison of cultural methods for the primary isolation of infectious laryngotracheitis virus from field material. *Avian Pathol* 17: 295-303

145) Hughes CS, Williams RA, Gaskell RM, Jordan FT, Bradbury JM, Bennett M, Jones RC(1991)Vaccine-induced infectious laryngotracheitis virus latency and reactivation. *Arch Virol* 121(1-4) : 213-218

146) Humberd J, Garda M, Riblet SM, Resurrection RS, Brown TP (2002) Detection of infectious laryngotracheitis virus in formalin-fixed, paraffin-embedded tissue by nested polymerase chain reaction. *Avian Dis* 46: 64-74

147) Ignjatovic J, Sapats S (2000) Infectious bronchitis virus in birds. *Rev Sci Tech* 19(2) : 493-508

148) Iram N, Shah MS, Ismat F, Habib M, Iqbal M, Hasnain SS, Rahman M (2013) Expressão heteróloga, caraterização e avaliação da proteína da matriz do vírus da doença de Newcastle como alvo para tratamentos antivirais. *Appl Microbiol Biotechnol* 98:1691-701

149) Islam MR, Das BC, Hossain K, Lucky NS, Mostafa MG (2003) A Study on the Occurrence of Poultry Diseases in Sylhet Region of Bangladesh. *Int J of Poult Sci* 2 (5) : 354-356

150) Islam MT, Islam MN, Khan NZI, Islam MA (2011) Comparação do teste de imunodifusão em gel de ágar, da imunohistoquímica e da reação em cadeia da polimerase RT para a deteção do vírus da doença infecciosa da bursa. *Bangl J Vet Med* 9(2): 121-125

151) Islam MT, Samad MA (2004) Clinical and pathological studies of natural and experimental infectious bursal disease in broilers. *Bangl J Vet Med* 2(1): 31-35

152) Jackwood D, Jackwood RJ (1994) Infectious borreliosis viruses: molecular differentiation of antigenic subtypes among serotype 1 viruses. *Avian Dis* 38: 531-537

153) Jackwood DJ, Jackwood RJ (1997) Molecular identification of strains of infectious bursal disease virus. *Avian Dis* 41: 97-104

154) Jadhav NV, Siddique MF (1999) Handbook of Poultry production and management. Edição impressa. Jaypee Brothers, Medical Publishers, Nova Deli, S. 1990

155) Jaffery MS (1988) A treatise on Angara disease (hydropericardium-pulmonary oedema-hepatonephritis syndrome). *Associação Veterinária do Paquistão* 34

156) Jahantigh M, Salari S, Hedayati M (2013) Deteção dos serótipos do vírus da bronquite infecciosa por reação em cadeia da polimerase com transcrição reversa em frangos de carne. *Springer Plus* 2: 36

157) Jakowski RM, Fredrickson TN, Chomiak TW, Luginbuhl RE (1970) Haematopoietic destruction in Marek's disease. *Avian Dis* 14: 374-385

158) Jayalakshmi K, Selvaraju G, Dinakaran AM, Murthy TRG, Geetha M, Saravanan S (2010) Comparação da reação em cadeia da polimerase e do teste de imunodifusão em gel de ágar para a deteção do vírus da doença de Marek. *Vet World Vol* 3(5) : 212-214

159) Jindal N, Mahajan NK, Mittal D, Gupta SL, Khokhar RS (2004) Some Epidemiological Studies on Infectious Bursal Disease in Broiler Chickens in Parts of Haryana, India. *Int J Poult Sci* 3(7) : 478-482

160) Jordan FTW, Pattison M (1996) Poultry Diseases, WB Saunders (4thed) 24-25 Oval Road London NWI 7DX, UK

161) Jwander LD, Abdu PA, Owoade AA, Ekong PS, Ibrahim NDG, Nok AJ (2012) Deteção molecular do vírus da doença de Marek em espécies de aves do centro-norte da Nigéria. *Vom J Vet Sci* 9(1): 77-82

162) Kadirvel G (2012) Agri - kaleidoscope - Poultry Genetic Resources of NEH Region, complexo de investigação CAR para a região NEH. http://www.kiran.nic.in/poultry.html. Acedido em 12 de julho de 2013

163) Kalyani IH, Tajpara MM, Jhala MK, Bhanderi BB, Nayak JB, Purohit JH (2010) Caracterização do gene ICP4 no vírus de Marek patogénico para aves de capoeira em Gujarat, Índia, por PCR e sequenciação. *Veterinarski Arhiv* 80 (5):

683-692

164) Kamaldeep, Sharma PC, Jindal N, Narang G (2007) Ocorrência da doença de Marek em bandos de aves de capoeira vacinadas em Haryana, Índia. *International J Poultry Sci* 6(5): 372-377

165) Kanter MR, Smith RE, Hayward WS (1988) Indução rápida de linfomas de células B: ativação insercional de c-myb pelo vírus da leucose aviária. *J Virol* 62: 1423-32

166) Karunamoorthy G, Manickam R (1998) Hydropericardial syndrome in quail. *Poultry Times of India* 2: 1-31

167) Kasozi KI, Ssuna P, Tayebwa DS, Alyas M (2014) Isolamento do vírus da doença de Newcastle e sua prevalência em explorações avícolas no Uganda. *Open J of Vet Med* 4: 1-5

168) Kataria JM, Dhama K, Nagarajan S, Chakraborty S, Kaushal A, Deb R (2013) Fowl Adenoviruses causing hydropericardium syndrome in poultry. *Adv Anim Vet Sci* 1(4S): 5-13

169) Kataria RS, Tiwari AK, Bandyopadhyay SK, Kataria JM, Batchaiah G (1998) Deteção do vírus da doença infecciosa bursal em amostras clínicas por RT-PCR. *Biochemistry and Molecular Biology International* 45(2): 315-322

170) Kataria RS, Tiwari AK, Nanthakumar T, Goswami PP (2001) One-step RT-PCR for detection of infectious bursal disease virus in clinical samples. *Vet Res Comm* 25: 429-436

171) Kenzy SG, Cho BR (1969) Transmissão da doença de Marek clássica por aves afectadas e portadoras. *Avian Dis* 13: 211-214

172) Kernohan G (1931) Infectious laryngotracheitis in chickens (Laringotraqueíte infecciosa em galinhas). J Am Vet Med Assoc 78:196-202

173) Khan MY, Arshad M, Mahmood MS, Hussain I (2011) Epidemiologia da doença de Newcastle em aves de capoeira rurais em Faisalabad, Paquistão. *Int J Agric Biol* 13: 491-497

174) Khan RW, Khan FA, Farid K, Khan I, Tariq M (2009) Prevalência da doença bursal infecciosa em frangos de carne no distrito de Peshawar. *ARPN Journal of Agricultural and Biological Sci* 4(1): 1190-6145

175) Khan TA, Rehmani SF, Ahmed A, Lone NA, Khan MN (2012) Caracterização do vírus da doença de Newcastle isolado durante 1995-2009 nos subúrbios de Carachi - Paquistão. *Pakistan J Zool* 44(2): 443-448

176) Khan TA, Rue CA, Rehmani SF, Ahmed A, Wasilenko JL, Miller PJ, Afonson CL (2010) Phylogenetic and biological characterisation of Newcastle disease virus isolates from Pakistan J *Clin Microbiol* 48 : 1892-1894

177) Khanna M, Oberoi MS, Sawhney MS, Sharma SN (1992) Application of dotenzyme immunoassay for detection of avian adeno-associated viruses. *Indian J Anim Sci* 62(9): 830-831

178) Khawaja DA, Ahmad S, Rauf MA, Zulfiqar MZ, Mahmood SMI, Hasan M (1988) Isolamento de um adenovírus da síndrome do hidropericárdio em pintos de carne. *Pak J Vet Res* 1 : 2-17

179) Khehra RS, Oberoi MS, Maiti NK, Sawhney MS, Sharma SN (1993) Inclusion body hepatitis: detection of avian adenovirus by counter-immune electrophoresis. *Indian J Virol* 9(1): 58-61

180) Kher HN (1988) Isolamento, caraterização antigénica, parte imunogénica e fator imunossupressor do vírus da doença infecciosa de Bursen. Tese de doutoramento, Universidade de Ciências Agrícolas, Bangalore

181) Kindark DD, Verma KC, Kataria JM, Sah RL (1996) Pathologenicity of New castle disease virus isolated from Guinea focal, in chicken and guinea fowl. In: Proceeding abstracts and student papers contributed in international youth programme. XX Congresso Mundial de Avicultura, volume IV

182) Kosters J, Geissler H (1971) Recherches sérologiques sur la propagation de la bursite infectieuse des poulettes (maladie de Gumboro), tierarztl, Umsch, 26: 573-575

183) Kumar BG, Joshi PK, Datta KK, Singh SB (2008) An Assessment of Economic Losses due to Avian Flu in Manipur State. *Agricultural Economics Research Review 21 : 37-47*

184) Kumar KS, Raj GD, Raja A, Ramadass P (2005) Genotypic characterization of infectious bronchitis viruses from India (Caracterização genotípica dos vírus da bronquite infecciosa da Índia). *Jornal Indiano de Biotecnologia 6: 41-44*

185) Kumar MCA, Bhoyar R, Sandhu KS (2011) Diagnosis of body hepatitis and hydropericardial syndrome in chickens. *Indian Vet J* 88(2): 6061

186) Kumar R, Chandra R, Shukla SK (2003) Isolamento do agente patogénico da síndrome hidropericárdica a partir de culturas de células hepáticas de embriões de galinha e sua caraterização serológica. *Indian J Exp Biol* 41: 821-826

187) Kumar R, Chandra R, Shukla SK, Agrawal DK, Kumar M (1997) Hydropericardial syndrome in India: a preliminary study on the pathogen and control of the disease by an inactivated autogenous vaccine. *Trop Anim Health Prod* 29: 158-164

188) Kumar R, Kumar V, Asthana M, Shukla SK, Chandra R (2010) Isolamento e identificação de um adenovírus aviário de milhafres-pretos selvagens (Milvus migrans). *J Wild Dis* 46(1): 272-276

189) Kurade NP, Bhat TK, Jithendran KP (2000) Occurrence of infectious Bursen's disease and its pathology in birds in Himachal Pradesh. *Indian J Vet Pathol* 24(2): 133-134

190) Lal B, Maiti NK, Oberoi MS, Sharma SN (1992) An enzyme linked immunosorbent assay to detect antibodies against fowl adenovirus type 1. *Indian J Anim Sci* 62 : 33-34

191) Lalrintluanga C, Baruah GK (1993) Mortality patterns in broilers in Assam (Padrões de mortalidade em frangos de carne em Assam). *Indian J Vet Pathol* 17(2): 126-128

192) Landgraf H, Vielitz E, Kirsch R (1967) Aparecimento de uma doença infecciosa da bursa de Fabricius (doença de Gumboro). *Dtsch Tieraerztl Wochenschr* 74: 6-10

193) Lancaster JE, Alexander DJ (1975) New Castle Disease: Viruses and Spread. Monograph No. 11, Canadian Department of Agriculture, Ottawa.

194) Lawn AM, Payne LN (1979) Chronological study of ultrastructural changes in peripheral nerves in Marek's disease (Estudo cronológico das alterações ultra-estruturais dos nervos periféricos na doença de Marek). *Neuropathology and applied neurobiology* 5: 485-497

195) Lee JC, Watson VH (2003) The 1998 Mississippi broiler respiratory disease epidemic. Estação Experimental Agrícola e Florestal do Mississippi, Boletim 1127

196) Ley DH, Yamamoto R, Bickford AA (1983) The pathogenesis of infectious disease: serologic, histopathologic and clinical chemical observations. *Avian Dis* 27: 1060-1085

197) Lin TL, Wu CC, Rosenberger JK, Saif YM (1994) Rapid differentiation of infectious bursal disease virus serotypes by polymerase chain reaction. *J Vet Diag Invest* 6: 100-102

198) Lin Z, Kato A, Otaki Y, Nakamura T, Sasmaz E, Ueda S (1993) Comparação das sequências de um vírus de borreliose infecciosa altamente virulento prevalecente no Japão. *Avian Dis* 37 : 315-323

199) Lindh E, Ek-Kommonen C, Vaananen VM, Alasaari J, Vaheri A, Vapalahti O, Huovilainenb A (2012) Epidemiologia molecular de estirpes do vírus da doença de Newcastle associadas a epidemias, provenientes de aves aquáticas selvagens na Finlândia, incluindo um novo genótipo de classe I. *J Clinical Microbiology* 50(11): 36643673

200) Liu C, Zheng S, Wang Y, Jing L, Gao H, Gao y, Qi X, Qin L, Pan W, Wang X (2011) Deteção e caraterização molecular de vírus da leucose aviária recombinante em galinhas de ovos comerciais na China. *Avian Pathol* 40(3): 269-75

201) Liu H, Zhao Y, Zheng D, Lv Y, Zhang W, Xu T, Li J, Wang Z (2011) Multiplex RT-PCR para deteção rápida e diferenciação dos vírus da doença de Newcastle de classe I e classe II. *J Virol Methods* 171 : 149-155

202) Lukert PD, Saif YM (1991) Infectious bursal disease. In: Diseases of Poultry, 9th edn, Iowa State University Press, Ames, EUA.

203) Lukert PD, Saif YM (1997) Infectious bursal disease. In: Diseases of Poultry, Calnek BW, Barnes HJ, Beard, McDougald, LR, Saif YM (ed) 10th ed. Iowa State University Press, Ames, Iowa, p. 721-738

204) Macpherson I, McDougall JS, Laursen-Jones AP (1974) Inclusion of body hepatitis in broiler integration. *Vet Rec* 95: 286-289

205) Madsen JM, Zimmermann NG, Timmons J, Tablante NL (2013) Prevalência e diferenciação de doenças em aves de capoeira de quintal de Maryland. *Avian Dis* 57(3): 587-594

206) Mahajan A, Katoch RC, Chahota R, Verma S, Manuja S (2002) Simultaneous occurrence of infectious bursal disease (IBD), aflatoxicosis and secondary microbial infection in fattening chicks. *Veterinarskiarhiv 72* (2) : 81-90

207) Mahmood MS, Siddique M (2006) Comparative efficacy of RT-PCR, AGPT and reverse passive haemagglutination test for detection of infectious bursal disease virus in broilers. *Pakistan Vet J* 26(4): 167-170

208) Mandelli G, Rinaldi A, Cerioli A, Cervio G (1967) Aspetti ultrastructural della borsa di Fabrizio nella malattia di Gumboro de pollo. *Atti Soc Ital Sci Vet* 21 : 615-619

209) Mase M, Imai K, Sanada Y, Sanada N, Yuasa N, Imada T, Tsukamoto K, Yamaguchi S (2002) Phylogenetic analysis of Newcastle disease virus genotypes isolated in Japan. *J Clin Microbiol* 40(10) : 3826-3830

210) Mathew C, Matondo R, Malago JJ, Maselle RM, Mwamengele GL(2010) Lymphocytic leukemia in commercial laying hens in Morogoro. *Tanzania Vet J* 27(1)

211) Mazengia H (2012) Revisão das principais doenças virais das galinhas registadas na Etiópia. *J Infectious Dis and Immunity* 4(1) : 1-9

212) Mbuko IJ, Musa WI, Ibrahim S, Saidu L, Abdu PA, Oladele SB, Kazeem HM (2010) Uma análise retrospetiva do diagnóstico da doença infecciosa da bursa na unidade de avicultura da Universidade Ahmadu Bello, Nigéria. International J Poultry Sci 9 (8) : 784-790

213) McFerran JB, McCracken RM, Connor TJ, Evans RT (1976) Virus isolation from clinical outbreaks of body-included hepatitis. *Avian Pathol* 5: 315-324

214) McFerran JB, McCracken RM (1988) Newcastle disease. In: Alexander DJ (ed). Newcastle disease. Kluwer Academic Publication: Boston MA, p. 161183

215) McFerran JB, Mc Nulty MS (1993) Viral infections in birds. *Elsevier Science Publishers*

216) Memon ZN, Gachal GS, Yusuf M, Arian MA (2006) Incidence of hydropericardial syndrome disease in broilers of Hyderabad, Sindh. *International J Poultry Sci* 5(7): 673-676

217) Meroz M (1966) An epidemiological investigation of Gumboro disease. *Refu Vet* 23: 235-237

218) Meulemans G, Boschmans M, Decaesstecker M, van den Berg TP, Denis P, Cavanagh D(2001) Epidemiology of infectious bronchitis virus in Belgian broilers: A retrospective study, 1986 to 1995. *Patologia Aviária* 30(4)

219) Mittal D, Jindal N, Gupta SL, Katarina RS, Tiwari AK (2005) Deteção do vírus da doença infecciosa da bursa em surtos de campo em frangos de carne através da reação em cadeia da polimerase com transcrição reversa. International J Poultry Sci 4(4): 239-243

220) Mittal D, Khokhar RS, Jindal N (2011) Diagnóstico da síndrome hidropericárdica de corpos de inclusão com técnicas convencionais. *Haryana Vet* 50: 53-56

221) Mohamed MA, El-Motelib TYA, Ibrahim AA, El-Deen MES (2010) Taxas de contaminação pelo vírus da leucose aviária entre as vacinas comerciais contra a doença de Marek comercializadas em Assiut, Egipto, utilizando a reação em cadeia da polimerase com transcriptase reversa. *Mundo Veterinário* 3(1) : 08-12

222) Mohammed MH, Zahid AAH, Kadhim LI, Hasoon MF (2013) Deteção convencional e molecular da doença de Newcastle e da doença infecciosa da bursa em galinhas. *J World's Poult Res* 3(1): 05-12

223) Moomivand H, Bassami MR, Faramarzi S, Stabraghi E, Ghaedi A, Ghabel H, Zarghami A, Banaei M (2013) Estudo serológico e clínico da doença de Newcastle em frangos de carne em East Azarbayjan por testes HI. Jornal *Europeu de Biologia Experimental* 3(6): 311-314

224) Mor SK, Narang G, Jindal N, Mahajan NK, Sharma PC, Rakha NK (2010) Epidemiological studies on infectious bursal disease in broilers in Haryana, India. *Revista internacional de ciências avícolas*. 9(4) : 395-400

225) Morales OE, Boclair W (1993) Morphometric bursa/milk relationships in infectious bursal disease. Actas da 42ª Conferência Ocidental sobre Doenças das Aves, Sacramento, Califórnia, pp 91-92

226) Mozisek BL (2005) Estudos moleculares do vírus da leucemia aviária. Tese de

Mestrado, apresentada ao Gabinete de Estudos de Pós-Graduação, Texas A&M University.

227) Muhammad K, Muneer A, Anwer MS, Yaqub MT (1996) Vaccine failure in the control of infectious Bursa disease in production poultry. *Pakistan Vet J* 16: 119-121

228) Muller H, Islam MR, Raue R (2003) Fellowship infectious disease research - past, present and future. *Vet Microbiol* 97 : 153-165

229) Muneer MA, Ajmal M, Arshad M, Ahmad MD, Chaudhary ZI, Khan TM (1989) Preliminary studies on hydropericardium syndrome in broilers in Pakistan. *Zootecnia Internacional* 46-48

230) Munir M, Shabbir MZ, Yaqub T, Shabbir MAB, Mukhtar N, Khan MR, Berga M (2012) Sequência completa do genoma de um paramixovírus aviário neurotrópico velogénico 1 isolado de queixadas (Pavocristatus) num parque de vida selvagem no Paquistão. *J Virol* 86(23): 13113 -13114

231) Murphy FA, Gibbs EPJ, Horzinek MC, Studdert MJ (1999) *Veterinary Virology* (3ª ed.) Academic Press

232) Musa IW, Bisalla M, Mohammed B, Saidu L, Abdu PA (2013) Estudos retrospectivos e clínicos da doença de Marek em Zaria, Nigéria. *J Bacteriology Research* 5(2): 13-21

233) Nabinejad A (2013) Estudo da doença de Marek (DM) subclínica e clínica em frangos de carne utilizando histopatologia. *Investigação biológica e biomédica avançada* 1(8): 795-801

234) Nachimuthu K, Raj GD, Thangavelu A, Koteeswaran A, Palaniswamy KS, Venugopal AT (1993) Seroprevalence of infectious Bursa disease in Tamil Nadu. *Indian Vet J* 70: 100-103

235) Nachimuthu K, Raj DG, Thangavelu A, Venkatesan RA (1995) Passive reverse haemagglutination test in the diagnosis of infectious bursal disease. *Trop Anim Health Prod* 27: 43-46

236) Naeem K, Akram HS (1995) Epidemia de hidropericárdio num bando de pombos. *The Vet Record* 136: 296-297

237) Nagal KB, Maiti NK, Oberoi MS, Sharma SN (1990) Antigenic characterization of avian adenovirus strains by neutralization test and Dot-ELISA. *Indian JAnim Sci* 69: 1023-1026

238) Nagy E (1992) Deteção de células infectadas com o vírus da laringotraqueíte infecciosa utilizando sondas de ADN clonado. *Can J Vet Res* 56 : 34-40

239) Nair V, Jones RC, Gough RE (2008) Herpesviridae. Em: Pattison M, McMullin PF, Bradbury JM, Alexander DJ, *et al.*, editores. Diseases of poultry. 6th ed. Philadelphia: *Sunders Elsevier* p. 267-271

240) Nakamura K, Mase M, Yamaguchi S, Shiobahara T, Yuasa N (1999) Pathological studies on specific pathogen-free chicks and hens inoculated with an adenovirus isolated from hydropericardial syndrome. *Avian Dis* 43: 414-423

241) Nakamura K, Ohtsu N, Nakamura T, Yamamoto Y, Yamada M, Mase M, Imai K (2008) Estudo patológico e imuno-histoquímico da doença de Newcastle (ND) em frangos de carne vacinados com ND: encefalite não purulenta grave e pancreatite necrosante. *Vet. Pathol* 45(6): 928-933

242) Nanthakumar T, Kataria RS, Tiwari AK, Butchaiah G, Kataria JM (2000)

Pathotyping of Newcastle disease virus by RT-PCR and restriction enzyme analysis. *Veterinary Research Communications* 24: 275-286

243) Naveen KA, Singh SD, Kataria JM, Barathidasan R, Dhama K (2013) Deteção e diferenciação de isolados de pigeon paramyxovirus serotipo 1 (PPMV-1) por RT-PCR e análise de enzimas de restrição. *Trop Anim Health Prod* 10: 01-06

244) Nicholls TJ (1984) Marek's disease in six-week-old lay chickens (Doença de Marek em galinhas poedeiras com seis semanas de idade). *Aust Vet J* 61: 243

245) Nidzworski D, Wasilewska E, Smietanka K, Szewczyk B, Minta Z(2013) Deteção e diferenciação do vírus da doença de Newcastle e do vírus da gripe por PCR duplex em tempo real. *APB Biochemicaponica* 60(3): 475-480

246) Numan N, Zahoor MA, Khan HA, Siddique M (2005) Serological status of New Castle Disease in broilers and layers in and around Faisalabad. *Pakistan Vet J* 25(2)

247) Nwanta JA, Egege SC, Alli-Balogun JK, Ezema WS (2008) Evaluation of the prevalence and seasonality of Newcastle disease in chickens in Kaduna, Nigeria (Avaliação da prevalência e sazonalidade da doença de Newcastle em frangos em Kaduna, Nigéria). World's Poultry Sci J 64 (03): 416-423

248) Oberoi MS, Singh A, Singh B (1996) Isolamento de um adenovírus aviário de um surto de hepatite de corpo único e hidropericárdio em aves de capoeira. *Indian J Virol* 12(2): 123-124

249) OIE (2005) Estratégia global para o controlo da gripe aviária de alta patogenicidade (GAAP).

250) OIE (2012) Doença de Newcastle. Manual de testes de diagnóstico e vacinas para animais terrestres. Capítulo 2.3.*14.* http://www.oie.int/ international-standard-setting/terrestrial-manual/access-online

251) Okazaki W, Purchase HG, Burmester BR (1975) Phenotypic mixture test for the detection and assay of avian leukosis viruses. *Avian Dis* 19: 311-7

252) Okoye JOA, Uzoukwu M (1981) An outbreak of infectious Bursa disease in 16-20 week old chickens. *Avian Dis* 25: 1034-1038

253) Okwor EC, Eze DC (2011) Surto e persistência da doença de Marek em bandos de aves criadas numa exploração avícola em Nsukka, no sudeste da Nigéria. *International J Poultry Sci* 10(8): 617-620

254) Okwor EC, Eze DC, Okonkwo KE, Ibu JO (2011) Avaliação comparativa do teste de precipitação em gel de ágar (AGPT) e do teste de hemaglutinação indireta (IHA) para deteção de anticorpos contra o vírus da doença infecciosa da bursa (IBD) em frangos de aldeia. African Journal of Biotechnology Vol. 10(71), pp 1602416027

255) Olabode HOK, Damina MS, Ahmed AS, HMED, Moses GD, Wungak YS (2012) Estudo retrospetivo da doença de Newcastle em bandos comerciais de aves de capoeira em Ilorin, Estado de Kwara - Nigéria. *Vom J Vet Sci* 9: 66 -70

256) Oldoni I, Garcia M (2007) Characterisation of infectious laryngotracheitis virus isolates from the United States by polymerase chain reaction and restriction fragment length polymorphism of several regions of the genome. *Avian Pathol* 36 : 167-176

257) Ou S, Giambrone JJ, Macklin KS (2011) Deteção do vírus da vacina contra a laringotraqueíte infecciosa em linhas de água e eficácia dos desinfectantes na

inativação do vírus. *JAppl Poult Res* 20: 223-230

258) Ou SC, Giambrone JJ, Macklin MS (2012) Deteção do vírus da laringotraqueíte infecciosa em escaravelhos e na sua fase imatura (menos larvas de farinha) por reação em cadeia da polimerase quantitativa e isolamento do vírus. *J Appl Poult Res* 21 : 33-38

259) Parthiban M, Sujatha TD, Thiagarajan V, Velmurugan R (2001) Otimização de

260) Reação em cadeia da polimerase para deteção do vírus da doença infecciosa da bursa. *Indian J Anim Res* 35: 132-134

261) Patnayak DP, Kalra SK, Arvind K, Maherchandani S (1997) Comparação do teste ELISA em sanduíche com anticorpos duplos competitivos com o teste de seroneutralização para a determinação de anticorpos contra o vírus da doença infecciosa da bursa. *Indian J Virol* 13: 69-72

262) Payne LN (1992) Biology of avian retroviruses. Em Levy JA(ed), The Retroviradae (1) Plenum Press, Nova Iorque, pp. 299-404.

263) Payne LN, Biggs PM (1967) Estudos sobre a doença de Marek. II: Patogénese. *J do Instituto Nacional do Cancro* 39: 281-302

264) Payne LN, Frazier JA, Powell PC (1976) Patogénese da doença de Marek. *Revisão Internacional de Patologia Experimental* 16 : 59-154

265) Payne LN, Venugopal K (2000) Neoplastic diseases: Marek's disease, avian leukosis and reticuloendotheliosis. *Rev sci tech Off int Epiz* 19(2): 544-564

266) Pazhanivel N, Balasubramaniam GA Manohar MB (2002) Pathology of New castle disease virus infection in huge and non-large chickens. *Indian Vet J* 79: 29-32

267) Pennycott TW (2000) Causes of mortality and culling in adult pheasants (Causas de mortalidade e abate em faisões adultos). *Vet Res* 146 : 273-278

268) Peters G (1967) Histology of Gumboro disease. *Berl Munch Tierarztl Wochensch* 80: 394-396

269) Pham TD, Spencer JL, Johnson ES (1999) Detection of avian leukosis virus in hen egg albumen by reverse transcription polymerase chain reaction. *J of Virology Method* 8(1-2): 1-11

270) Powell PC, Howes K, Lawn AM, Mustill BM, Payne LN, Rennie M, Thompson MA (1984) Marek's disease in turkeys: induction of lesions and establishment of lymphoid cell linesages. *Avian Pathol* 13: 201-214

271) Prabhakaran V, Chithravel V, Kokilaprabhakaran S, Saravanan CS (1997) Infectious bursal disease with simultaneous E. coli and coccidiosis infection Serum haemogram and chemistry. *Indian J Anim Health* 36(1): 7-9

272) Pradhan HK, Mohanty GC, Mukit A (1985) Marek's disease in Japanese quail (*Coturnix corturnix japonica*): a natural case study. *Avian Dis* 29: 575-582

273) Pradhan HK, Mohanty GC, Mukit A, Paattnaik B (1987) Experimental studies on Marek's disease in Japanese quail (Coturnix corturnix japonica). *Avian Dis* 31: 225-233

274) Prajapati KS, Jalnapurkar BV (1982) Studies on natural outbreaks of IBD in chickens. Gujarat Agril *Univ Res J* 7: 110-112

275) Preis IS, Braga JFV, Couto RM, Brasil BSAF, 4, Martins NRS, Ecco R(2013) Epidemia de laringotraqueíte infecciosa em grandes lotes de galinhas poedeiras de várias classes etárias em Minas Gerais, Brasil. *Pesq Vet Bras* 33(5): 591-596

276) Pulsford MF, Stokes (1953) Infectious laryngotracheitis in South Australia. *Aust Vet J* 29: 8-12

277) Purchase HG, Biggs PM (1967) Characterisation of five isolates of Marek's disease (Caracterização de cinco isolados da doença de Marek). *Res Vet Sci* 8: 440-449

278) Purchase HG, Burmester BR (1972) Leucosis/sarcoma group. Em Hofstad MS, Calnek BW, Helmboldt CS, Reid WM e Yoder HWJr (ed), Diseases of Poultry, 6th (ed) Ames, Iowa, Iowa State University Press, pp 502-568.

279) Purchase HG, Gilmour DG, Romero CH, Okazaki W (1977) A resistência genética pós-infeção à leucose linfoide aviária reside na célula-alvo B. *Natureza* 270 : 61-2

280) Qin ZM, Tan LT, Xu HY, Ma BC, Wang YL, Yuan XY, Liu WJ (2008) Caracterização patotípica e epidemiologia molecular de isolados do vírus da doença de Newcastle de diferentes hospedeiros na China de 1996 a 2005. *J Clin Microbiol* 46(2) : 601-611

281) Qiu X, Sun Q, Wu S, Dong L, Hu S, Meng C, Wu Y, Liu X (2011) A análise exaustiva da sequência do genoma dos vírus do genótipo IX da doença de Newcastle revela a sua posição filogenética no genótipo inicial e o tamanho do genoma do genótipo recente. Virol J 8 : 01-11

282) Raggi LG, Brownell JR, Stewart GF (1961) Effect of infectious laryngotracheitis on egg production and quality. *Poult Sci* 40: 134-140

283) Rahman MA, Samad MA (2005) Principais doenças virais associadas à mortalidade das galinhas poedeiras em explorações avícolas comerciais no Bangladeche. *Bangladesh J Vet Med* 3(1)

284) Rajkhowa TK (2002) An epidemic of hydropericardial hepatitis syndrome in Mizoram (Uma epidemia de síndroma de hepatite hidropericárdica em Mizoram). *Indian J Vet Pathol* 26(1&2): 64-65

285) Rajkhowa TK (2005) Surto de doença de Marek aguda em frangos de produção em Aizawl, Mizoram. *Indian J Vet Pathol* 29(2): 127-128

286) Rajkhowa TK, Deka D (2012) Ocorrência de doença infecciosa da bolsa no distrito de Aizawl em Mizoram, Índia. *Indian Vet J* 89(9): 146-147

287) Randall CJ (1985) A colour atlas of diseases of the domestic fowl and turkey. Wolfe medical publications ltd, Inglaterra

288) Rashid MH, Xue C, Islam MT, Islam MR, She Z, Cao Y (2013) Estudo epidemiológico comparativo da doença bursal infecciosa de frangos de carne comerciais no Bangladeche e na China. *Pak Vet J* 33(2): 160-164

289) Raue R, Hess M (1998) Hexon-based PCR combined with restriction enzyme analysis for rapid detection and differentiation of avian adenoviruses and Egg Drop Syndrome virus. *J Virol Methods* 73: 211-217

290) Rezaeianzadeh G, Dadras H, Ali ASM, Nazemshirazi MH (2011) Estudo serológico e molecular da circulação do vírus da doença de Newcastle em frangos de aldeia na província de Fars, Irão. *J Vet Med Anim Health* 3(8): 105-111

291) Riddell C (1987) Histopathology of birds. Associação Americana de Patologia Aviária: Kennett Square, PA

292) Rispens BH, Long PA, Okazaki W, Burmester BR (1970) The NP activation test

for assay of avian leukosis-sarcoma viruses. *Avian Dis* 14 : 738-51

293) Rosenberger J K (1989) Infectious poultry disease. In: Isolamento e identificação de doenças das aves de capoeira

294) Pathogens. 3rd edn (Eds Purchase, H. G., Arp, L. H., Domermuth, C. H., and Pearson, J. E.,) Kendall / Hunt Publishing Company, Dubuque, Iowa, pp 165166

295) Rosenberger JK (1998) A Laboratory Manual for the Isolation and Identification of Avian Pathogens, (4th ed) the American Association of Avian Pathologists

296) Roussn DA, Salen WA, Khawaldeh GY, Totanji WS (2012) Characterization of Infectious Bursal Disease virus field strains in Jordan using molecular techniques-a short communication. *Veterinarski Arhiv* 82(1): 115-124

297) Rubin H, Fanshler L, Cornelius A, Hughes WF (1962) Tolerância e imunidade em galinhas após infeção congénita e contacto com um vírus da leucose aviária. *Virologia* 17: 143-56

298) Russell RG (1983) Respiratory tract lesions due to infectious laryngotracheitis virus of low virulence. *Vet Pathol* 20: 360-369

299) Saidu L, Tekdek LB, Abdu PA (2004) Prevalência de anticorpos contra a doença de Newcastle em aves domésticas e semi-domésticas em Zaria, Nigéria. *Veterinarskiarhiv* 74(4): 309-317

300) Saif EM, Aly M, El-Aziz AMA, Mohamed FM (2000) Epidemiological studies on Gumboro disease in Upper Egypt. *Assiut Vet Med J* 42 : 223-241

301) Saif YM (2008) Newcastle disease, other avian paramyxovirus and pneumovirus infections, infectious bronchitis, infectious Bursa disease, laryngotracheitis, leukosis/sarcoma cluster. In: Fadly AM, Glisson JR, McDougald LR, Nolan LK, Swayne DE(ed) Diseases of Poultry, 12th edn. Blackwell Publishing State Avenue, Ames, Iowa, EUA p. 82-88, 126-130, 191-198,138-146, 528-535

302) Saifuddin M, Wilks CR (1992) Effects of avian adenovirus infection on the immune system of chickens. *J Comp Pathol* 107 : 285-294

303) Salihu AE, Chukwuedo AA, Echeonwu GON, Ibu JO, Chukwuekezie JO, Ndako J, Junaid SA, Onovoh EM, Paul- Abu LG, Ujah AE, Dalyop AK, Tende MD, Shittu I, Chindo HZ, Umahi NF (2012) Seroprevalência da infeção viral da doença de Newcastle em aves de agregados familiares rurais em Lafia, Akwanga e Keffi Metropolis, Estado de Nasarawa, Nigéria. Jornal *Internacional de Ciências Agrárias* 2(2): 109-112

304) Samanta A, Niyogi D, Ghoosh HK, Ghosh CK, Mukhopadhayay SK (2008) histopathological changes in bursa of broiler birds inoculated with IBD intermediate plus vaccine virus and virulent field IBD virus. *Indian J Vet Pathol* 32(1) : 70-72

305) Sami W, Baruah GK (1997) Incidência da doença infecciosa de Bursen em frangos de carne em Assam. *Indian J Vet Pathol* 68 : 21 : 67

306) Sani NA, Oladele SB, Raji MA, Ibrahim DG (2011) Seroprevalência do antigénio do vírus da leucose aviária por ELISA em frangos de carne exóticos e frangos nigerianos locais em Zaria, Nigéria. *Vet World* 4(8): 345-348

307) Sani NA, Oladele SB, Raji MA, Ibrahim NDG (2012) Seroprevalência do antigénio do vírus da leucose aviária utilizando ELISA em galinhas poedeiras exóticas comerciais em Zaria e arredores. *Jornal Africano de Investigação Microbiológica* 6(21): 4438-4442

308) Sarma PS, Turner HC, Huebner RJ (1964) Uma reação de fixação do complemento específica do grupo da leucose aviária. Aplicação à deteção e ensaio de vírus da leucose não citopatogénicos. *Virologia* 23: 313-21

309) Sawale GK, Gupta SC, Srivastava PK, Sabale SS, Ingole KH, Pawale NH, More BK(2012) Inclusão do síndroma de hepatite-hidropericárdio corporal em frangos de carne comerciais. *Indian J Vet Pathol* 36(2): 255 -257

310) Schat KA (1985) Characterisation of the virus. In: Payne LN (ed), Marek's disease, Martinus Nijhoff, Boston, pp 77-112

311) Schat KA, Calnek BW, Fabricant J, Abplanalp HA (1981) Influence of the oncogenicity of Marek's disease virus on the evaluation of genetic resistance (Influência da oncogenicidade do vírus da doença de Marek na avaliação da resistência genética). *Poultry Sci 60:* 2559-2566

312) Schelling E, Thur B, Griot C, Audige L (1999) Epidemiological survey of Newcastle disease in backyard poultry and wild bird populations in Switzerland. *Avian Pathol* 28(3)1 : 263-272

313) Seal BS, King DJ, Bennett JD (1995) Characterisation of Newcastle disease virus isolates by reverse transcription PCR coupled with direct nucleotide sequencing and development of a sequence database for pathotype prediction and molecular epidemiological analysis. *J Clinic Microbiol* 33 : 2624-2630

314) Seddon HR, Hart L (1935) The occurrence of infectious laryngotracheitis in chickens in New South Wales (A ocorrência de laringotraqueíte infecciosa em galinhas em Nova Gales do Sul). *Aust Vet J* 11: 212-222

315) Seifi S, Asasi K, Mohammadi A(2010) Co-infeção natural com o subtipo H9 da gripe aviária e o vírus da bronquite infecciosa em bandos de frangos de carne. *Veterinarski arhiv* 80(2): 269-281

316) Seifried O (1931) Histopatologia da laringotraqueíte infecciosa das galinhas. *J Exp Med* 54(6): 817-826

317) Sellers HS, Garcia M, Glisson JR, Brown TP, Sander JS, Guy JS (2004) Benign infectious laryngotracheitis in chickens in the south-east. *Avian Dis* 48: 430-436

318) Sevoian M, Levine PP (1957) Effect of infectious bronchitis on the reproductive system, egg production and egg quality of laying hens. *Avian Dis* 1: 136-164

319) Sevoin M, Chamberlain DM, Larose RN (1963) Avian lymphomatosis.VII. Novo suporte para a unidade etiológica. *Proc 17th World Vet Congr* 2 : 1475-1476

320) Shahzad M, Rizvi F, Khan A, Siddique M, Khan MZ, Bukhar SMi (2011) Diagnóstico da infeção por paramixovírus aviário tipo 1 em galinhas através da técnica de imunofluorescência. *Int J Agric Biol* 13: 266-270

321) Shahzad MK, Majeed KA, Younus M (2007) Doença de Marek: uma mini-revisão. IJAVMS 1: 4-8

322) Shankar BP (2008) Common respiratory diseases of chickens: a review. *Vet World* 1(7): 217-219

323) Sharma MC (2011) Vision 2030. Instituto Indiano de Investigação Veterinária Izatnagar - 243 122 (UP) Índia http://www.ivri.nic.in/vision2030.pdf

324) Shen S, Wen ZL, Liub DX (2003) Emergência de um mutante do vírus da bronquite infecciosa do coronavírus com um gene 3b truncado: caraterização funcional da proteína 3b na patogénese e replicação.9 *Virologia* 311: 16-27

325) Silva RF, Fadly AM, Taylor SP (2007) Desenvolvimento de uma reação em cadeia da polimerase para diferenciar subgrupos do vírus da leucemia aviária (VLA): deteção de um contaminante do VLA em vacinas comerciais contra a doença de Marek. *Avian Dis* 51(3): 663-667

326) Singh KS (2008) Studies on some common diseases of birds with special reference to Infectious bursal disease, Ranikhet disease, Colibacillosis and Gangrenous dermatitis. Tese de doutoramento. Tese apresentada à Universidade de Ciência Animal e das Pescas de Bengala Ocidental, 37, 38, KB Sarani, Calcutá 700037

327) Singh SD, Barathidasan R, Kumar A, Deb R, Verma AK, Dhama K (2012) Tendências recentes no diagnóstico e controlo da doença de Marek (MD) em galinhas. *Pak J Biol Sci* 15(20): 964-970

328) Singh SD, Dash BB (2008) Patogénese e diagnóstico molecular da bronquite infecciosa em aves de capoeira. *Indian J Vet Pathol* 32(2): 168-178

329) Skeeles JK, Lukert PD, Buysscher EVD, Fletcher OJ, Brown J(1979) Infecções pelo vírus da borreliose infecciosa, resposta do complemento e anticorpos neutralizantes do vírus após infeção de galinhas susceptíveis. *Avian Dis* 23: 95-106

330) Smith EJ, Fadly A, Okazaki W (1979) An enzyme-linked immunosorbent assay for detecting avian leukosis-sarcoma viruses. *Avian Dis* 23(3): 698-707

331) Smith HW, Cook JKA, Parsell ZE (1985) A infeção experimental de galinhas com misturas de vírus da bronquite infecciosa e Escherichia coli. *J Gen Virol* 66 : 777-786

332) Smith MW, Calnek BW (1974) Infeção com o vírus da doença de Marek de alta virulência em galinhas previamente infectadas com vírus de baixa virulência. *J Nat Cancer Inst* 52: 1595-1603

333) Solomon JJ, Burmester BR, Fredrickson TN (1966) Studies on lymphoid leukosis infection in genetically similar chicken populations. *Avian Dis* 10: 477-484

334) Sonawane GC (2000) Pathology of hydropericardial syndrome in broilers M.V.Sc Thesis, submitted to Konkan Krishi Vidyapeeth, Dapoli, Ratnagiri, Maharastra

335) Srinivasan P, Balachandran C, Gopalakrishna Murthy TR, Saravanan S, Pazhanivel N, Mohan B, Murali Monohar B (2012) Patologia da laringotraqueíte infecciosa em frangos de carne comerciais. *Indian Vet J* 89: 75-78

336) Stevens JG, Nakamura RM, Cook ML, Wilczynski SP (1976) A doença de Newcastle como modelo para síndromes neurológicas induzidas por paramixovírus: patogénese da doença respiratória e caraterização preliminar da encefalite subsequente. *Infect Immune* 13 : 590-599

337) Sultana R, Hussain SY, Ilyas Ch S, Maqbool A, Anjum R, Zaidi FH (2008) Epidemiology of Infectious Bursal Disease in Broiler and Layer Flocks in Lahore, Pakistan. *Punjab Univ JZool* 23(1-2) : 067-072

338) Suresh P, Rajeswar JJ, Sukumar K, Srinivasan P, Harikrishnan TJ (2013) Incidência da doença de Marek em rebanhos vacinados. Jornal *Internacional de Ciências Alimentares, Agrárias e Veterinárias* 3(1): 200-202

339) Swathi B, Kumar AA, Reddy MR (2012) Diagnóstico histológico e molecular

de tumores aviários. *Indian J Vet Pathol* 36(1): 41-48.

340) Tang Q, Wanga J, Bao J, Sun H, Sun Y, Liu J, Pu J (2012) Um ensaio multiplex RT-PCR para a deteção e diferenciação dos subtipos de vírus da gripe aviária H3, H5 e H9 e dos vírus da doença de Newcastle. *J Virol Methods* 181: 164169

341) Thakor KB, Dave CJ, Fefar DT, Jivani BM, Prajapati KS (2012) Diagnóstico patológico e molecular da síndroma de inclusão de corpos de hepatite hidropericárdica de ocorrência natural em frangos de carne. *Indian J Vet Pathol* 36(2): 212-216

342) Tham KM, Young LM, Moon CD (1995) Deteção do vírus da doença infecciosa da bursa por amplificação do gene do segmento A do vírus por transcrição reversa da reação em cadeia da polimerase. *J Virol Methods* 53: 201-212

343) Thevathasan C, Jayawardana GWL (1997) Studies on infectious bursal disease virus isolated from field outbreaks. *Investigação Agrícola Tropical* 9:372-377

344) Thomazelli LM, Araujo J de,Ferreira C de S, Hurtado R, Oliveira DB, Ometto T, Golono M, Sanfilippo L, Demetrio C, Figueiredo ML, Durigon EL(2012) Vigilância molecular do vírus da doença de Newcastle em aves domésticas e silvestres no litoral nordestino e bioma amazônico do Brasil. *Brazilian J Poultry Sci* 14(1) : 01-07

345) Tripathy DN, Hanson LE (1989) Laryngotracheitis. Em Purchase HG, Arp LH, Domermuth CH, Pearson JE (eds). A laboratory Manual for the isolation and identification of avian Pathologists, Kennett Square, p. 85-88.

346) Turan N, Yilmaz UR (2005) Estudos sobre a presença de anticorpos contra o subgrupo J do vírus da leucose aviária (ALV-J) em criadores de frangos de carne e frangos de carne. *Turk J Vet Anim Sci* 29: 1255-1258

347) Uddin MB, Ahmed SSU, Hassan MM, Khan SA, Mamun MA (2010) Prevalência de doenças das aves de capoeira em Narsingdi, Bangladesh. *Int J Bio Res* 1(6) : 09-13

348) Uddin MM ,Khan MZI, Islam KN, Kibria ASMG, Adhikary GN, Parvez MNH, Basu J, Uddin MB, Rahman MM (2010) Distribuição de linfócitos nos tecidos linfóides associados à mucosa (MALT) da doença infecciosa bursal (IBD) de ocorrência natural em galinhas. *Pak Vet J* 30(2): 67-71

349) VanderKop MA (1993) Infectious laryngotracheitis in commercial broilers. *Canadian Vet J* 34: 185

350) Van Woensel PA, van Blaaderen A, Moorman RJ, de Boer GF (1992) Deteção de ADN proviral e ARN viral em diferentes tecidos no início da infeção com o vírus da leucemia aviária. *Leucemia 6 Suppl* 3: 135S-137S

351) Venuglopal K, Bland AP, Ross LJN, Payne LN (1996) "Patogenicidade de um vírus de Marek invulgar e altamente virulento isolado nos Estados Unidos.
United Kingdom". In Current Research on Marek's Disease, editado por Silva RF, Cheng HH, Coussens PM, Lee LF e Velicer LF, Kennett Square, American Association of Avian Pathologists, pp. 119-124.

352) Verma D (1994) Studies on the characterization, pathogenicity and immunogenicity of a field isolate of Newcastle disease virus in chicken. Tese de mestrado apresentada à Universidade Deemed, Indian Veterinary Research Institute, Izatnagar. *Indian J Vet Pathol* 19(1) : 64-65

353) Verma KC, Panisup AS, Mohanty GC, Reddy BD (1981) Infectious bursal

disease (Gumboro disease) and associated disease in poultry farms of Andra Pradesh. *Indian J. of Poultry Sci* 16 : 385-392

354) Verma ND, Verma KC, Katariya JM, Singh SD (1988) Prevalência de anticorpos contra infecções comuns das aves de capoeira no estado de Mizoram. *Indian J Anim Sci* 58(5): 593-595

355) Voss M, Vielitz E, Hess M, Prusas CH, Mazaheri A (1996) Aetiological aspects of hepatitis and HPA caused by pathogenic adenovirus in different countries. In: International symposium on adenovirus and reovirus infections in poultry. Rauischholzhausen, p. 75-78.

356) Wakamatsu N, King DJ, Seal BS, Brown CC (2007) Deteção do ARN do vírus da doença de Newcastle por reação em cadeia da polimerase com transcrição reversa utilizando tecido fixado em formalina e incluído em parafina e comparação com imunohistoquímica e hibridação in situ. *J Vet Diagn Investigation* 19: 396-400

357) Weiss RA, Biggs PM (1972) Leucosis and Marek's virus in wild red jungle fowl and domestic chickens in Malaysia. *J Nat Cancer Inst* 39: 1713-1725

358) Wight PAL (1962) Histopatologia do sistema nervoso central na paralisia das aves de capoeira. *J Comparative Pathol and Therapeutics* 72: 348-359

359) William RA, Savage CE, Jones RC (1994) A comparison of direct electron microscopy, virus isolation, and a DNA amplification method for the detection of avian infectious laryngotracheitis virus in field material. *Avian Pathol* 23: 709-202

360) Williams JE, Dillard LH (1968) Pattern of penetration of *Mycoplasma Gallisepticum* and Newcastle disease virus through the external structures of hen eggs. *Avian Dis* 12: 650-657

361) Witter RL (1997) Aumento da virulência de isolados de campo do vírus da doença de Marek. *Avian Dis* 41: 149-163

362) Witter RL, Gimeno IM, Reed WM, Bacon LD (1999) Uma forma aguda de paralisia transitória induzida por estirpes altamente virulentas do vírus da doença de Marek. *Avian Dis* 43 : 704-720

363) Witter RL, Johnson DC (1985) Epidemiology of reticuloendotheliosis virus in broiler breeding flocks. *Avian Dis* 33: 226-235

364) Witter RL, Sharma JM, Fadly AM (1980). Patogenicidade das variantes do vírus da doença de Marek em galinhas vacinadas e não vacinadas. *Avian Dis* 24: 210-232.

365) Wyeth PJ, Chettle NJ (1988). Um teste de difusão em gel de ágar para distinguir estirpes do vírus da IBD tipo 1. *Vet Rec* 122: 442-443.

366) Xie Z, Fadl AA, Girshick T, Khan MI (1999) Deteção de adenovírus aviário por reação em cadeia da polimerase. *Avian Dis* 43 : 98-105.

367) Younus M (1996). A practical approach to pool disease diagnosis first print, Dr Younus Laboratory, Hyderabad, Andra Pradesh, pp 20-25, 75-80, 86-91, 112-1213.

368) Zahoor MA, Abubakarb M, Naimc S, Khand QM, Arshedb MJ (2010). Incidência e caraterização molecular do vírus da doença infecciosa de Bursen em frangos de carne comerciais no Paquistão. *IJAVMS* 4(3): 75-80.

369) Zanella A, Dallara P, Marchi M (2000). Doença de Marek: valor diagnóstico e

prognóstico do teste de imunodifusão em gel de ágar ponta de pena. *Selezione Veterinaria* 217-22.

370) Zeleke A, Gelaye E, Sori T, Ayelet G (2005). Investigação do surto de doença infecciosa da bursa em Debre Zeit, Etiópia. *International J Poultry Sci* 4(7): 504-506.

371) Zeleke A, Sori T, Gelaye E, Ayelet G (2005). Doença de Newcastle em galinhas de aldeia nos distritos do sul e no Vale do Rift da Etiópia. *International J Poultry Sci* 4(7): 507-510.

372) Zellen GK, Weber LJ, Martin SW (1984). Laringotraqueíte infecciosa na Península de Niagara: A Case Control Study. *Can Vet J* 25: 75-77.

373) Zhang DY, Zhou JY, Fang J, Hu JQ, Wu JX, Mu AX (2005). Um ELISA para anticorpos contra o vírus da bronquite infecciosa baseado na proteína do nucleocapsídeo produzida em *Escherichia coli. Vet. Med. - Czech,* 50(8): 336-344.

374) Ziegler AF, Ladman BS, Dunn PA, Schneider A, Davison S, Miller PG, Weinstock HLD, Salem M, Eckrode RJ, Gelb JJ (2002). Bronquite infecciosa nefropatogénica em frangos na Pensilvânia, 1997-2000. *Avian Dis* 46: 84758

375) Zierenberg K, Raue R, Muller H (2001). Identificação rápida de estirpes "altamente virulentas" do vírus da doença infecciosa da bursa por transcrição reversa da reação em cadeia da polimerase em combinação com a análise de enzimas de restrição. *Avian Pathol* 30: 55-62.

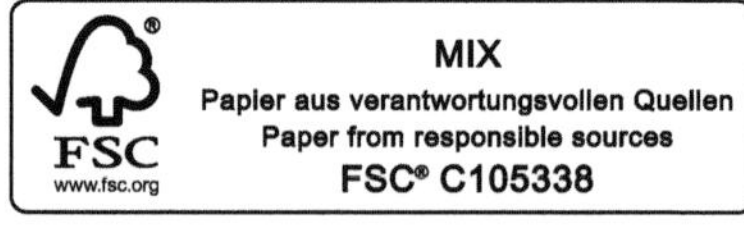

Printed by Books on Demand GmbH, Norderstedt / Germany